JN235212

銀座のカリスマ院長&
リピート率90%超講師が教える

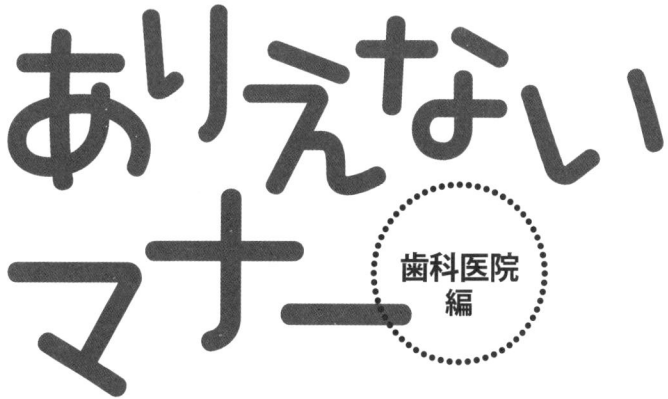

# ありえないマナー 歯科医院編

古城 祐子
（fd clinic VARNISH院長）
加藤 敦子
（株式会社ディ・クール代表取締役社長）
マンガ◎荒井 晴美

NIEIL

# はじめに

歯科業界でもマナーに関するセミナーや
雑誌掲載が増えつつある昨今、
スタッフのスキルアップは大変喜ばしいことですが、
クリニックを運営している院長とスタッフの間に
ギャップが生じているのでは？と
感じることがあります。
互いの距離を縮めることができれば、
もっと仕事がスムーズにでき、
現場の雰囲気がよくなり、
患者様のリピートにつながる、
そしてこの本がきっと
その一助になると確信しております。

古城 祐子

今ではコンビニの数よりも
多いと言われている歯科医院。
競合が多い中で勝ち残っていくためには
自分達が目指す姿や、しなければならない事は何なのか、
明確にする必要があります。
患者様にとっては、
きちんと治療してくれるのは当たり前のことです。
では、「この医院でなくては！」と思っていただく為には
どうしたらよいのでしょう。
この一冊を通して、自分自身の
コミュニケーションを見直すきっかけになり
患者様や職場の仲間から、
さらなる「信頼」や「安心」を頂くために
自分が出来る事……を見つけるヒントに
なればと思っております。

加藤 敦子

# この本に登場する
# キャラクター紹介

**愛すべき
キャラクターたちを
紹介します！**

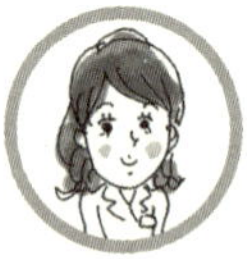

### 古城 祐子先生

銀座にあるfd clinic VARNISH院長。銀座で13年勤務した経験を生かした、独自のハートフルな接客で患者様から圧倒的な支持を得るカリスマ歯科医師。〝医療はチームプレー〟の思いのもと、鋭い現場感覚にもとづいたどこの医院でもありがちな問題を提起し、院長の立場からアドバイスしていきます。

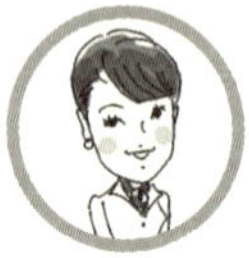

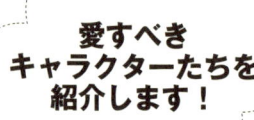

### 加藤 敦子先生

年間250～300本の企業研修を行う超人気マナー講師。独自の手法による心に響く、満足度の高い研修は、一度受けたらまた受けたくなると各業界で評判。「通常」はないといわれるマナーにおいて、歯科医院の独自性を加味し、現場ですぐに役に立ち患者様の心をつかむ具体策をわかりやすく提案していきます。

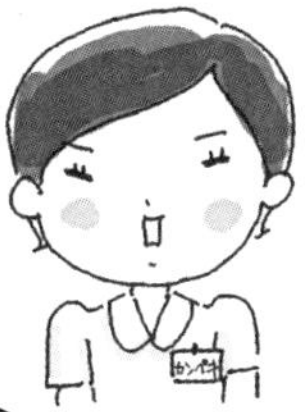

衛生士歴
5年

**カン・ペキ子**

マナー講習会やセミナーの常連。真面目な性格で、セミナーで学んだことが絶対に正しいと信じ、自信満々に行動するが、患者様にとってよいのかどうかは考えられない。臨機応変な対応ができない頭でっかちなタイプ。

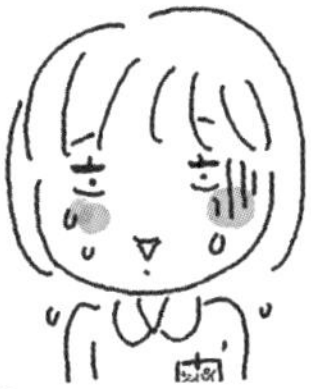

新人
衛生士

**シンパイ・ショウ子**

常におどおど、もじもじしている。自分自身に全く自信がなくて不安なので、何をするにも、何を言われてもあせってしまう。言われたことも普通にできない。マイナス志向が強く、心配性なタイプ。

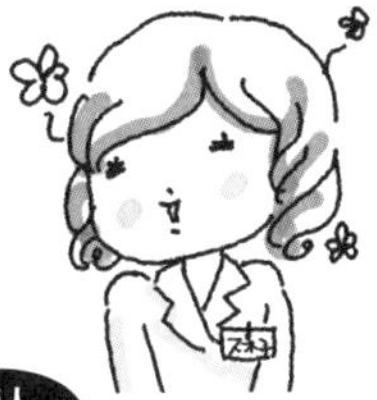

新人
ドクター

**Dr.スネ子**

「自分」はないがプライドは高い。悪気なく人に失礼な事をして、本人は気づかず、注意された途端に悲劇のヒロインになって自分の世界に浸る。「自分はがんばっているのに認めてもらえない」とスネるタイプ。

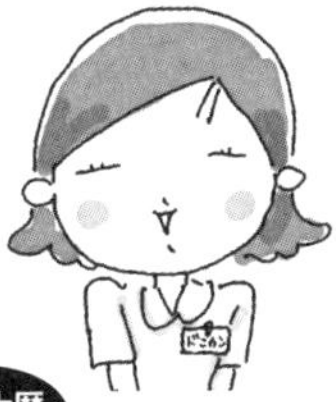

衛生士歴
2年

**ドン・カン子**

周囲の空気がよめず、常にキョトンとしている。院長や先輩に叱られても、何が悪いのかピンとこないので動じることもなく、のほほんとしている。普通とちょっとずれているマイペースタイプ。

# もくじ



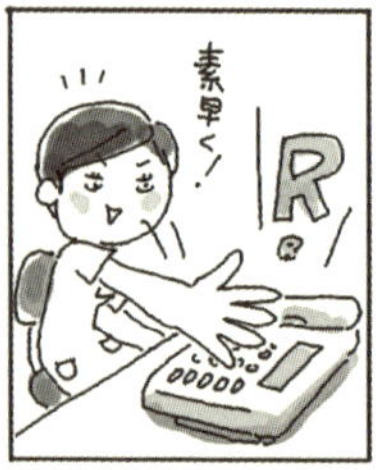

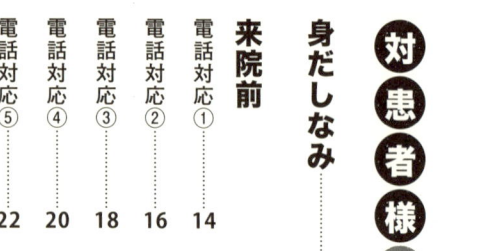

## 対スタッフ編

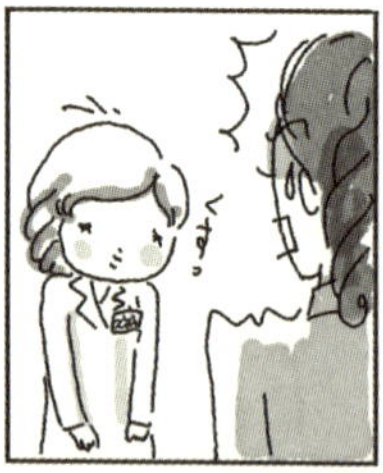
くすっ

# 第1章

# 対患者様編

身だしなみの基本、
予約電話やメールなど
患者様が来院する前の対応、
そして治療中のマナーまで。
失敗エピソードを見ながら
患者様が満足するベストなマナーを
探っていきましょう。

身だしなみ

# こんな歯医者さんがあったら…

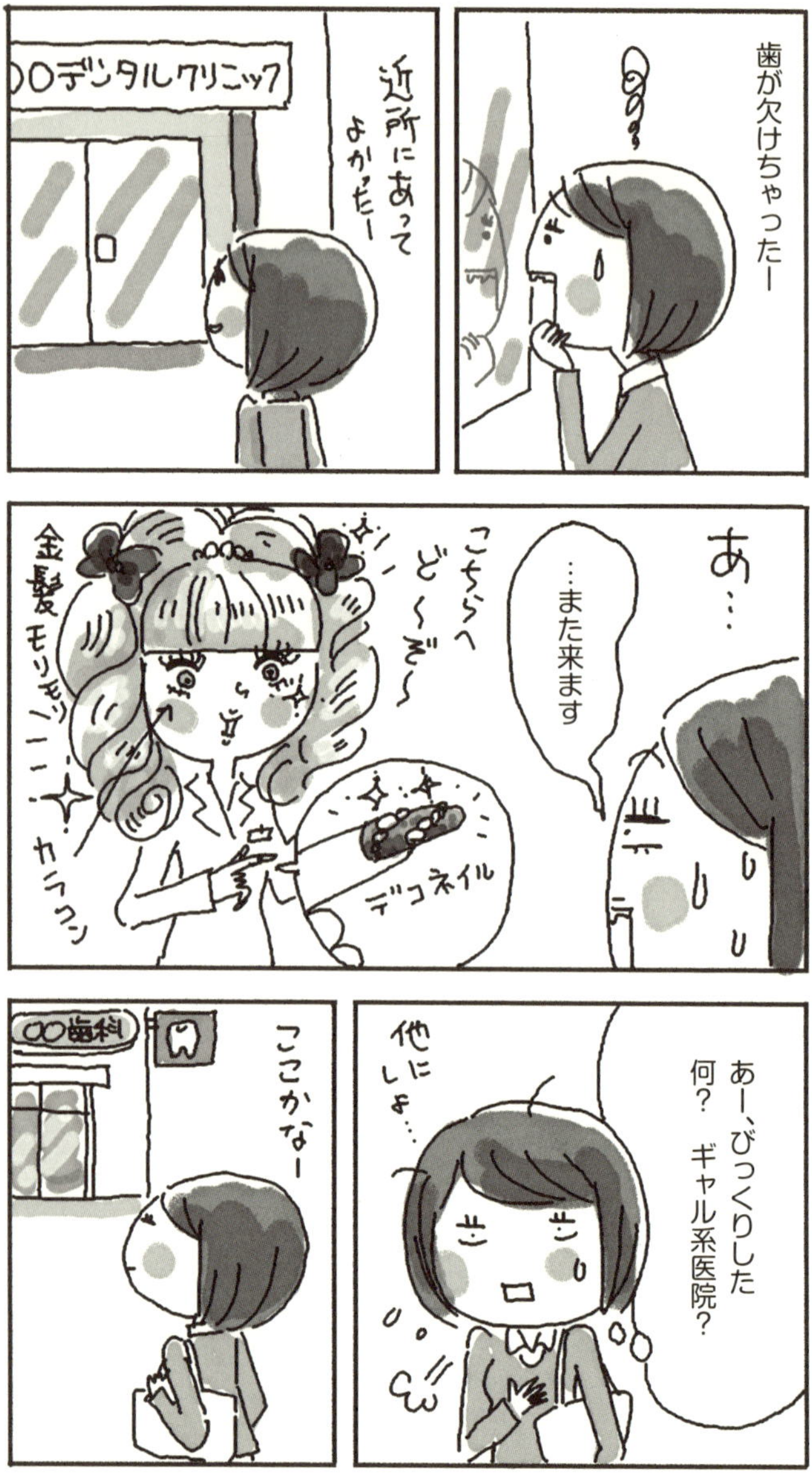

歯が欠けちゃったー
○○デンタルクリニック
近所にあってよかったー
あ…
…また来ます
こちらへど〜ぞ〜
金髪モリモリ!!!
カラコン
デコネイル
あー、びっくりした 何? ギャル系医院?
他にしよ…
○○歯科
ここかなー

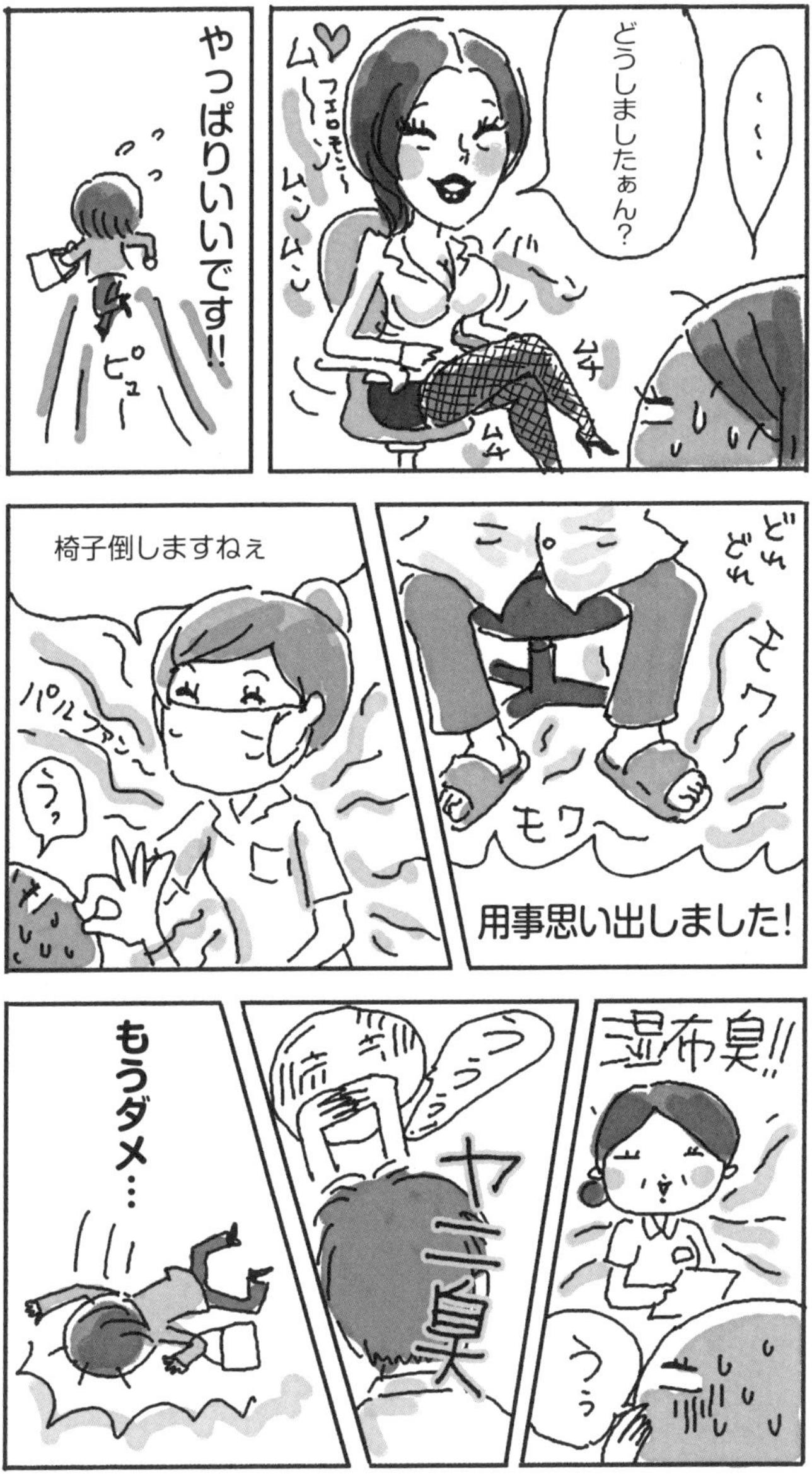
・・・
どうしましたぁん?
フェロモン~
ムンムン
バ~ン
ムチ
ムチ
やっぱりいいです!!
ピュ~
どれどれ
モワ~
モワ~
用事思い出しました!
椅子倒しますねぇ
パルファン~
うっ
湿布臭!!
うぅ
うっうっ
ヤニ臭
もうダメ…

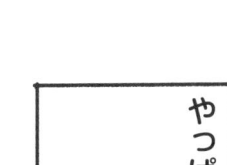

ドクターチェック！

# やりたい格好ではなく、患者様から好かれる格好を心がけて！

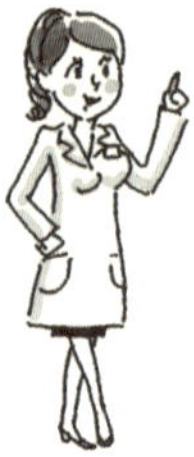

医療従事者である以上、患者様が見て安心する容姿であり続ける必要があります。就職が決まったとたんドレッドヘアにしてきた衛生士、髪や眉毛を金髪にしてきた衛生士、ハーフアップで長い髪が治療器具に接触してしまっているドクターなど、自分のやりたいままの格好をする人が実際にいます。クリニック内では「清潔感」ある身だしなみで患者様に安心と信用を与えましょう。すばらしい技術をもっていても、患者様から支持されなければ意味がないのですから。

マナーのつぼ

## 身だしなみの3原則は「清潔感」「控えめ」「調和」

人の第一印象は、0・数秒から長くても15～16秒で決まるといわれています。有名な心理学者アルバート・メラビアンの研究によると、印象を決める要素は、次のような割合となっています。

外見や姿勢、動作などの視覚に入ってくる情報で55%、話し方や言葉づかい、声の大きさなど聴覚に入ってくる情報で38%、そして何を伝えたいかという情報（話の内容）はわずか7%しか決め手になりません。

つまり、いい情報を伝えてくれたから、いい人……とは判断しないということです。表情や話し方が「うさん臭い」と思えば、情報自体も「うさん臭い情報だ」と判断するのです。これを医院に置き換えると、「どのような治療をしてくれるか」など実力（情報）の前に、「どのような人が自分の治療にあたってくれるのか」が強く印象に残る……ということなのです。

だからこそ、「清潔感」があり、どの年齢の方からも好感をもっていただけるよう「控え目」にし、医療という仕事と「調和」がとれていることが必要なのです。

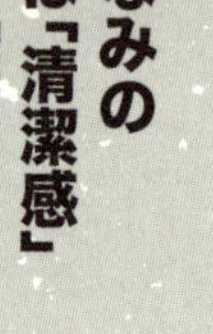

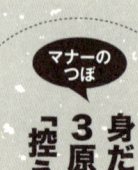

対人・対面能力をアップする

# 身だしなみCheck!

歯科医院編

## 顔

- □ 目にやにがついていないか。
- □ 派手すぎる化粧をしていないか。（女性）
- □ 素顔ではないか。（女性）
- □ ヒゲはきちんと剃れているか。（男性）

## 手

- □ 爪は短く清潔にしているか。
- □ 濃すぎだたり派手すぎるマニキュアをつけていないか。
- □ 指輪をつけていないか。

## エチケット

- □ 香水をつけすぎていないか。
- □ 肩にフケはついていないか。
- □ ストッキングの予備は用意しているか。

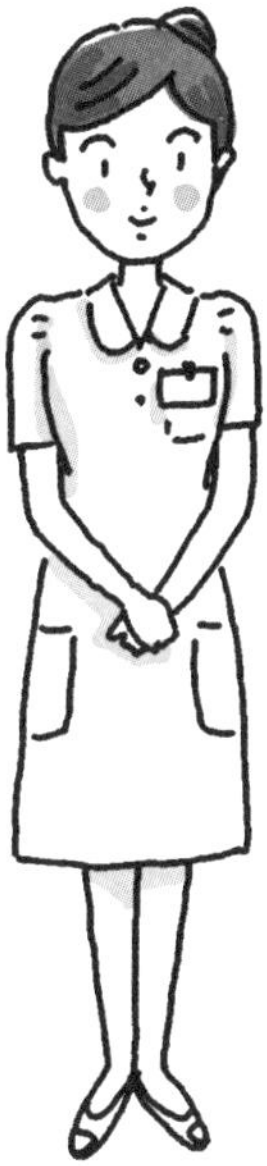

## 髪

- □ 清潔に手入れをしているか。
- □ 前髪が目にかかっていないか。
- □ 仕事をしやすい髪型か。
- □ ヘアアクセサリーが目立ちすぎていないか。（女性）
- □ パーマがきつすぎたり、ボサボサではないか。
- □ 極端な染め髪にしていないか。
- □ 香りの強い整髪料を使っていないか。

## 足

- □ 靴下（ストッキング）の色は適当か。
- □ 靴下（ストッキング）に穴はあいていないか。
- □ 靴はきちんと磨かれている、または洗って清潔に保たれているか。
- □ 古すぎてかかとが磨り減っていたり、ほつれのある靴をはいていないか。
- □ 靴の色やデザインは適当か。
- □ 素足で靴をはいていないか。

## 服・アクセサリー

- □ シミやシワはついていないか。
- □ 袖や襟は汚れていないか。
- □ ボタンは取れていないか。
- □ ズボンの折り目がきちんとついているか。
- □ スカートのウエストを折るなどして着崩れていないか。（女性）
- □ ヘアアクセサリーが目立ちすぎていないか。（女性）
- □ ズボンのウエストを下げてはいていないか。
- □ ズボンの丈は最適か。
- □ 華美な、または仕事の弊害になるネックレスやイヤリング、ピアスなどをつけていないか。

※ズボンの項目は男性や白衣がズボンの女性の場合。

あなたは　　点

| | |
|---|---|
| 28点以上 | 完璧です！ これからも続けましょう。 |
| 25〜27点 | ほぼ完璧です。念入りに確認することで完璧を目指しましょう。 |
| 20〜24点 | できているつもりでも見逃しているところがあるはず。再チェックを。 |
| 15〜19点 | なんとなくではなく、徹底して、日々の身だしなみを見直しましょう。 |
| 14点以下 | 身だしなみとは何か。基礎から徹底的に勉強し、意識改革を。 |

# セミナーの受け売りはNG

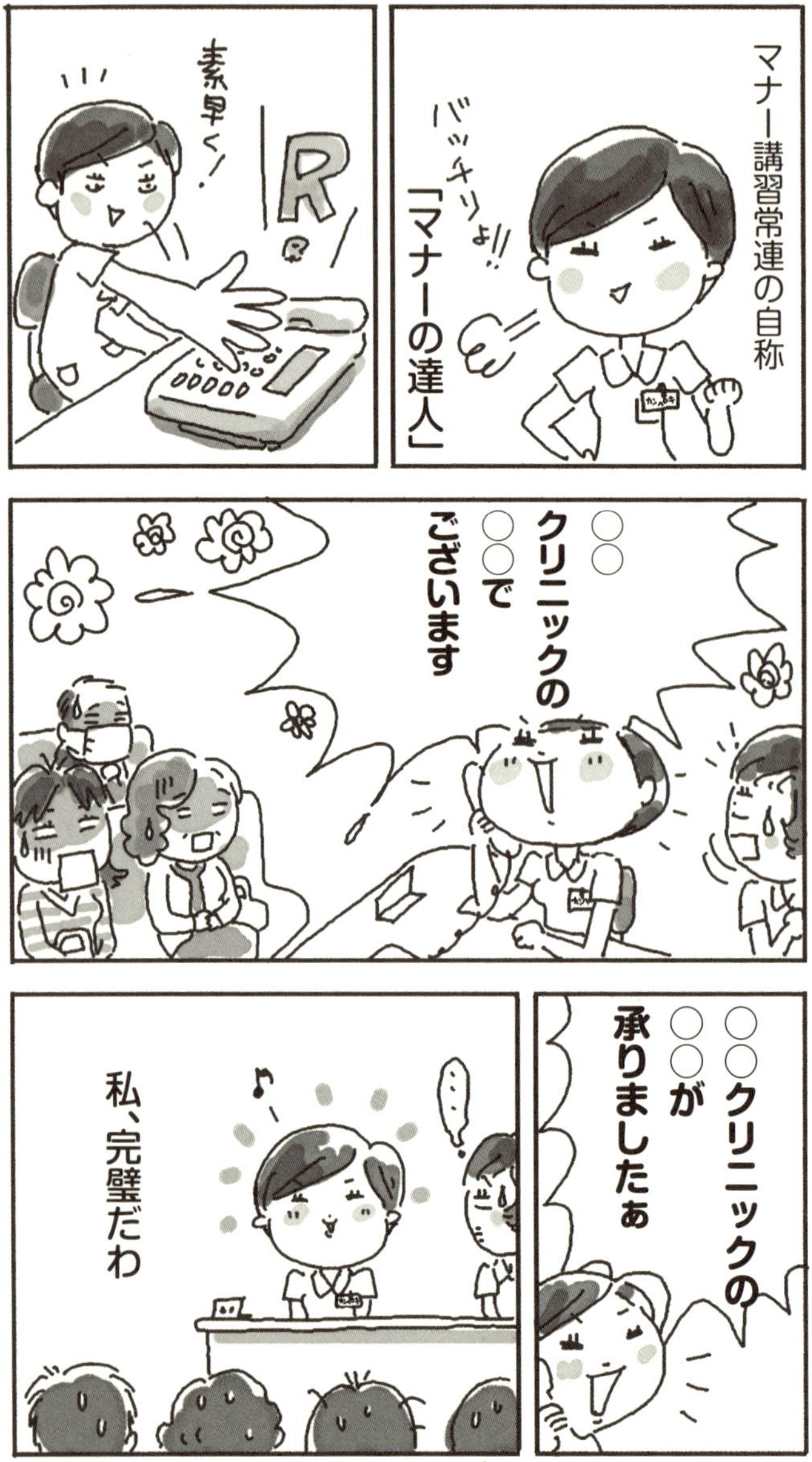
マナー講習常連の自称
「マナーの達人」
バッチリよ!!
素早く!
○○クリニックの○○でございます
○○クリニックの○○が承りましたぁ
私、完璧だわ

ドクターチェック！

# 大切なのは現場。時と場合を考えて

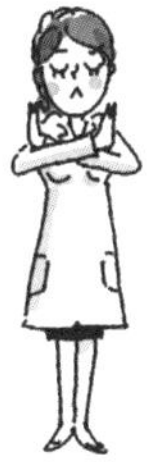

近年歯科業界においてもマナーセミナーが増えてきており、そのセミナーで学んできたことを自分なりの解釈で時と場合を考えず実践してしまうスタッフがいます。クリニックは、基本的には「病気」をもった患者様が問い合わせをしてきたり来院する場所です。その患者様を第一に考え、状況に合った対応をしていくことこそ現場で求められているマナーです。「医療現場」であることを常に念頭に置き、良い意味で勉強してきたマナーを実践して欲しいですね。

マナーのつぼ

## 相手の感情を考えた状況に合った対応で患者様を癒しましょう

マナーというのは、相手を思いやる気持ちを表現する方法です。このケースのように、「電話対応は明るく！」と学んだからといって、「それさえすればマナーが出来ている」というのは独りよがりな判断です。そこに、一番大切な「相手の感情」が存在していません。「学んだ事なのだから、それが正しい対応だ」ではなくて、それを基本として、**この場合はどう対応したらよいのか**を考えることが大切です。例えば、歯が痛いとか、治療に対して「痛いのではないか」などの不安があるとか、気持ちが晴れない患者さんの中にあって、必要以上の明るさや大きな声、アナウンサーのような口調は、相手の感情にミスマッチです。学んだ事が出来た……というのは、あなたの自己満足です。声の大きさや口調、電話口の相手の感情や、自分がいる場所の空気に合ったトーンで話をしなければ、決して「親切な対応」とは言えません。的確な判断と表現力は、間接的な「癒し」にもつながるのです。

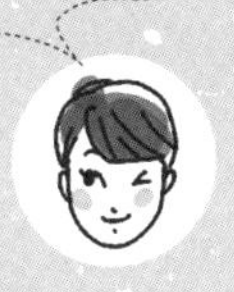

# どちらの加藤様？

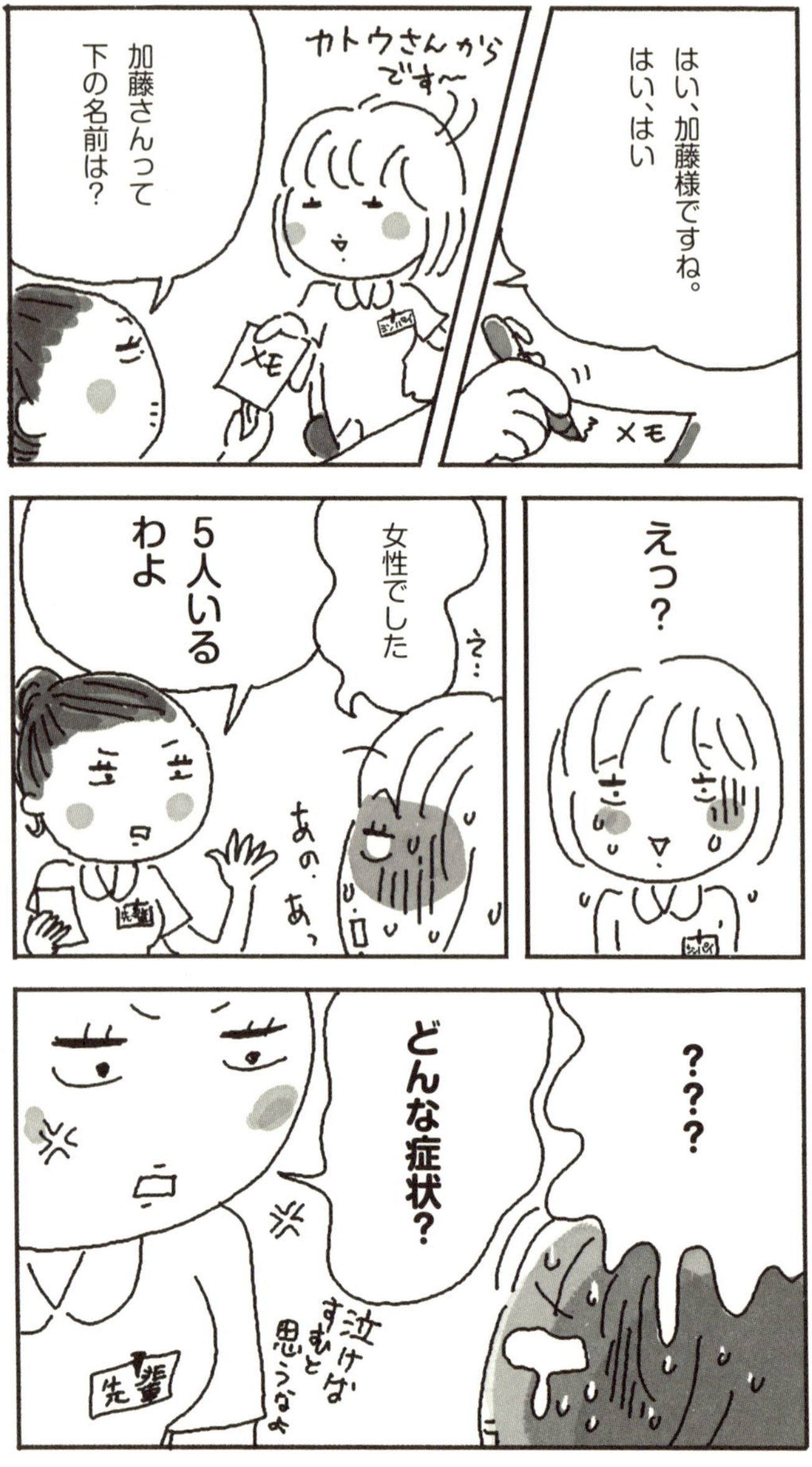
はい、加藤様ですね。はい、はい
メモ
カトウさんからです〜
加藤さんって下の名前は？
メモ
えつ？
女性でした
そ…
5人いるわよ
あの・あっ
先輩
？？？
どんな症状？
泣けなすむと思うなよ
先輩

ドクターチェック！

# 緊張感のある電話対応で人間違いのミスを防ぐ

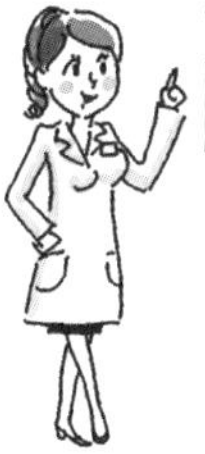

医療現場においては、相手が特定できないと取り返しのつかないミスへ繋がる場合があります。同姓同名の方もいるので、フルネーム、カルテ番号（患者様番号）は必ず聞きましょう。後ほど折り返しの連絡をすることになった場合は連絡先も必ず聞いて下さい。既存の患者様の場合、カルテを確認し今までの治療内容や情報をドクターが把握しておく必要があるので、相手を間違えば信用を失ってしまいます。どんなに忙しくても緊張感を持った電話対応を心がけて。

マナーのつぼ

## 最初の段階で相手の基本情報を収集しましょう

電話対応の基本で大切なことは、電話を下さった方の基本的な情報を必ず確認するということです。それも、電話対応の最初の段階で……です。そうでなければ、「誰だかわからない人と会話をしている」ということになってしまうからです。患者さんの中には、名前を名乗らない方もいらっしゃるかもしれません。その場合は、「失礼ですが、お名前を伺ってもよろしいでしょうか？」と尋ねましょう。間違っても「ナニ様ですか？」と聞かないように!!（実際にあった事例です）。場合によっては、電話番号も伺いましょう。何かあった時に確認出来る手段が必要だからです。気をつけたいのは、新人のうちは「私が知らないだけで、もし、いつも来院されている患者さんだとしたら、こんな事を聞くのは失礼かもしれない」と考えてしまうスタッフがいることです。これは、間違った気の遣い方です。正確な情報を収集しなければ、余計に迷惑をかけることが出てくるかもしれないのです。

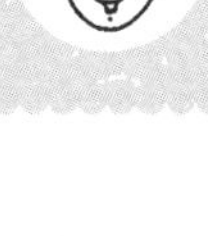

# 「〜かな?」で判断しない！

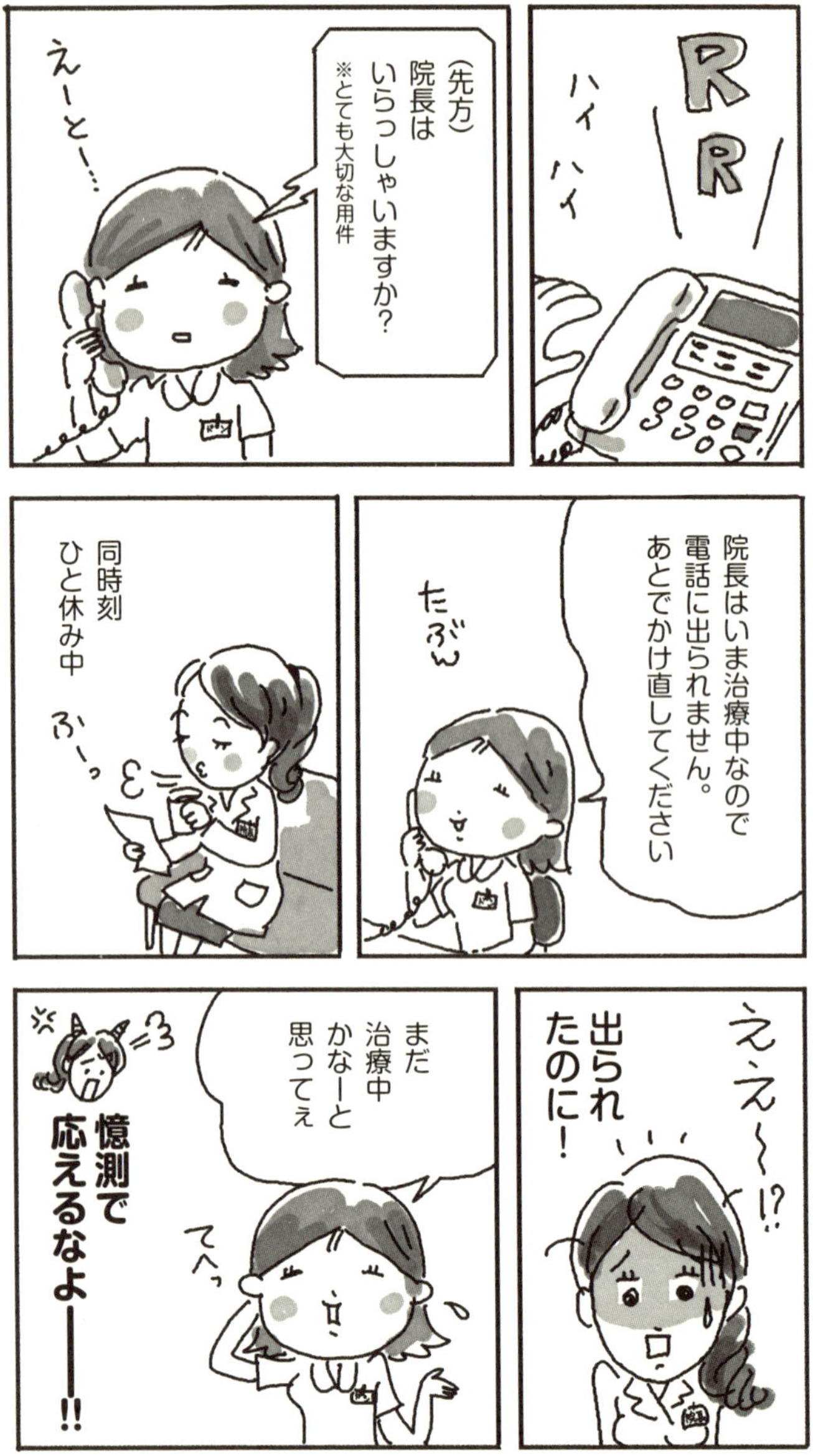
RR
ハイハイ
（先方）院長はいらっしゃいますか?
※とても大切な用件
えーとー…
院長はいま治療中なので電話に出られません。あとでかけ直してください
たぶん
同時刻
ひと休み中
ふーっ
ええ〜!?
出られたのに!
まだ治療中かなーと思ってぇ
てへっ
憶測で応えるなよーー!!

ドクターチェック！

# 思い込みで行動せず まず確認を！

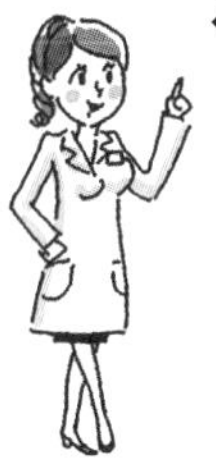

教えていないことや、教えた事と全く違うことを繰り返しやってしまうケースは多いですね。そういう場合「なぜ？」と聞くと、決まって「『〜かな？』と思ったので」という答えが返ってきます。繰り返し同じ質問や注意をする先輩やドクターも疲れるもの。思い込みで行動する前にひと言確認を取れば、ミスは最小限におさえられます。「〜かな？」と思ったり、自信がないままやる前に、まずは確認する事を徹底しましょう。

マナーのつぼ

## 「きっと大丈夫」から「念のため」へ。発想を転換しましょう

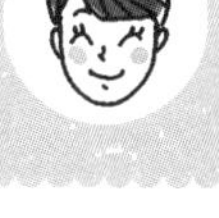

コミュニケーションでも仕事でも、「思い込み」が原因で起こるミスは大変多いです。「〜だと思った」、「〜かなと思った」と、ひと手間かければ済むことを「まっいいか」と省略してしまうことで、「聞いてよ!!」「確認してよ!!」という事態が勃発するのです。確認していない事柄に、根拠のない自信を持つのは危険です。慣れている仕事やベテランになってくると余計に、確認を怠ってしまうものです。「思い込み」がない人間なんていません。だからこそ、「本当にそうなの？」と、自分を疑う気持ちを持たないと、取り返しのつかない事態を招く事があります。さらに、**人間というのは「思い込むとそう見える」という特徴を持っています。**だからこそ、足りていない事や気をつけなければならない事に、さらに気づけなくなってしまうのです。完璧な人間がいないように、完璧な情報はないと心得て、「きっと大丈夫」という発想から、「念のため」の発想に切り替えましょう。

# しっかり伝えて！

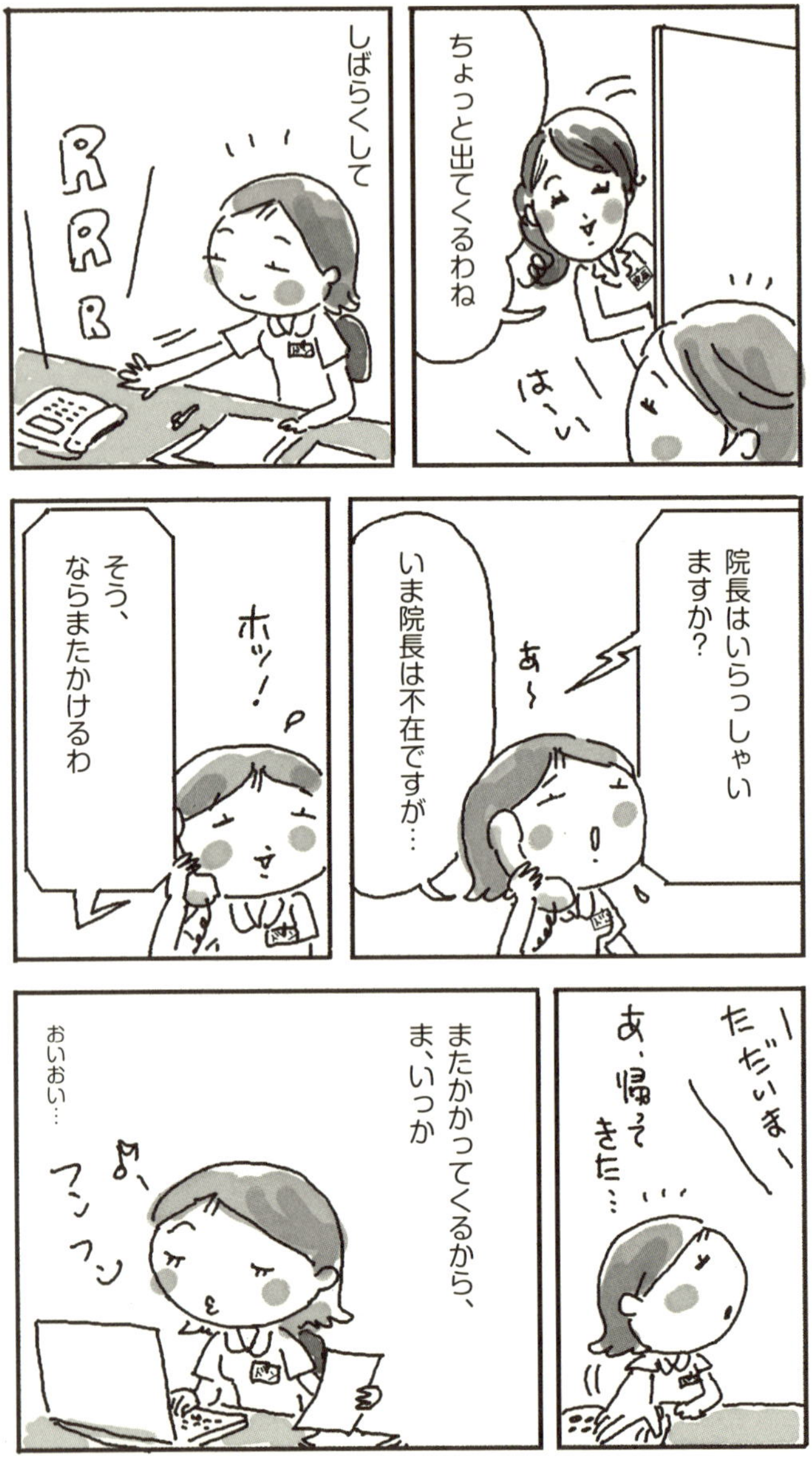
ちょっと出てくるわね
は〜い
しばらくして
RRR
院長はいらっしゃいますか？
あ〜
いま院長は不在ですが…
ホッ！
そう、ならまたかけるわ
ただいま〜
あ、帰ってきた…
またかかってくるから、ま、いっか
フンフン
おいおい…

ドクターチェック！

# 事実を正確に伝えることは最低限のマナー

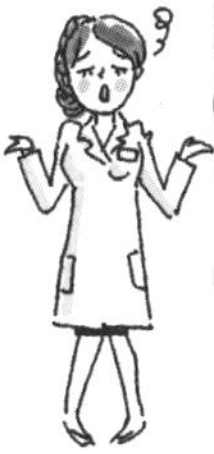

電話口で患者様が「あとでまたかけ直します」と言ったとしても、電話があったこと、そうおっしゃっていたことを必ず伝えなければいけません。「またかかってくるから」とその事実を伝えずにいるのはもってのほか。社会人失格です。忙しくて伝える時間がないならば、電話を受けたときにしっかりメモを取り、それを置いておきましょう。そして患者様がたとえかけ直すと言っていても、こちらからすぐにかけ直すことも大切。常に誠意を持って対応しましょう。

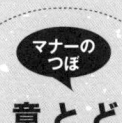

マナーのつぼ

## どんな手段でもよいので とにかく伝えることを 意識しましょう

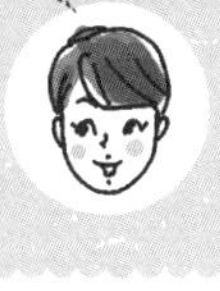

**組織や集団の中で、「コミュニケーションが取れていない」、「報連相のモレがある」というような問題が起こる原因の一つに、「何を報連相すればいいのか判断できない」という事があります。自分がその事を伝えないことで、周りやこの先にどのような影響があるのかイメージ出来なかったり、イメージができてもその範囲が狭かったりするのです。例えば新人であっても、経験が豊富なスタッフであっても「どうも私はいつも『どうして言わないの?!』という指導を度々受けてしまう」という事があるとしたならば、まずは自分の判断のフィルターを外し、起きた出来事はすべて報告する必要のある出来事である……という考え方を持ち、とにかく伝える！ということを実践してみましょう。自分は意識せずに伝えた、あるいは伝えなかった情報が、経営判断の材料になる場合もあるのです。口頭で、メモで、とにかく伝える。言わないで叱られるより、「そんな事まで?」と呆れられる方がまだマシです（苦笑）。**

# 「ダメ」のあとには提案を

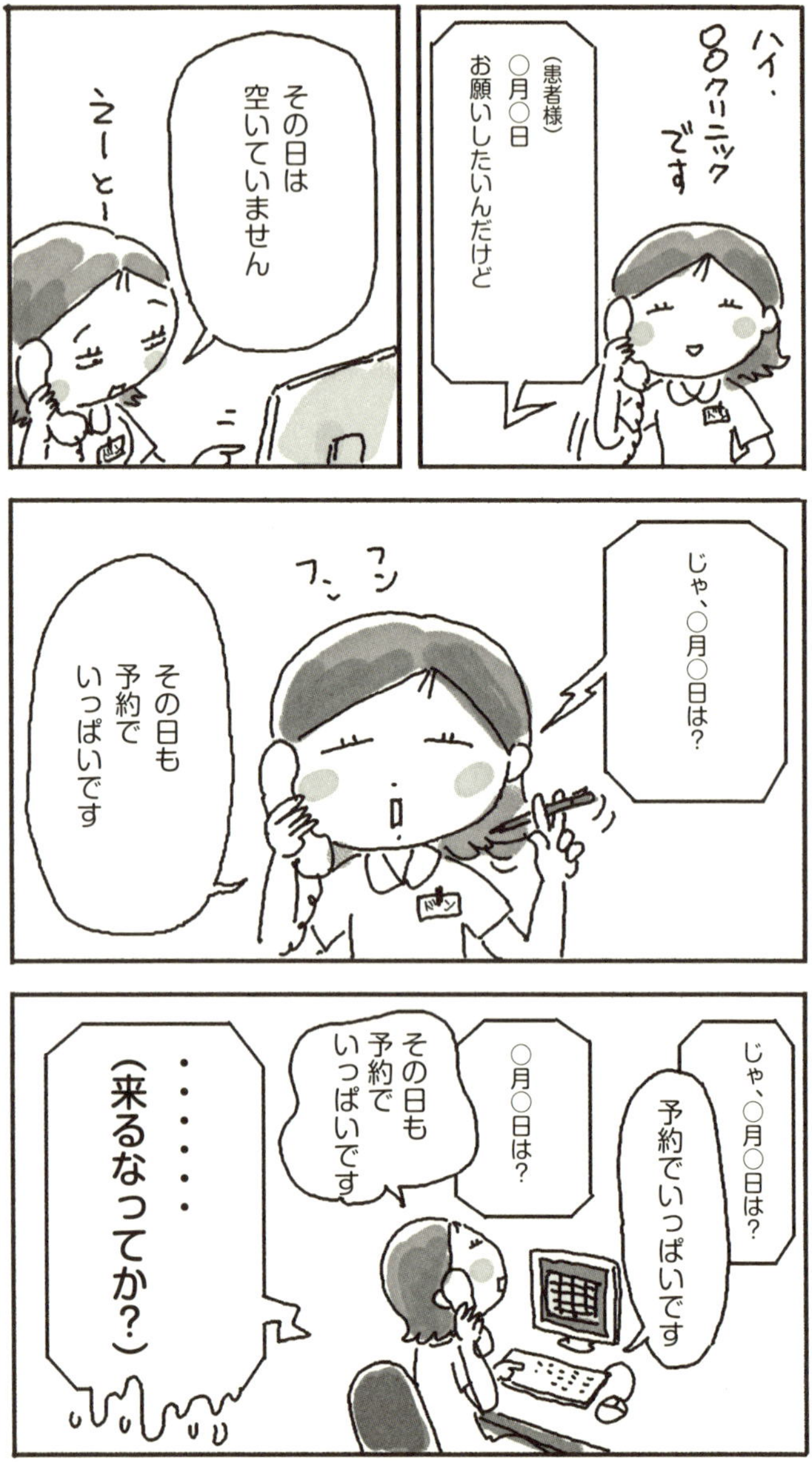
ハイ、○○クリニックです
（患者様）○月○日お願いしたいんだけど
その日は空いていません
えーと～
じゃ、○月○日は？
フンフン
その日も予約でいっぱいです
じゃ、○月○日は？
予約でいっぱいです
○月○日は？
その日も予約でいっぱいです
……（来るなってか？）

ドクターチェック!

# こちらから具体的な日時を案内する

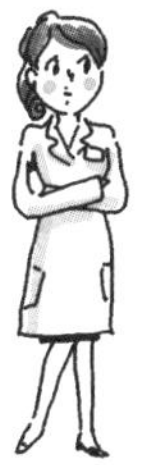

このようなケースで患者様が離れることは実際にあります。急患の場合、こちらの都合に合わせて来院していただくということは患者様に痛みや不具合を我慢させることになります。症状がある場合は患者様の希望日時に極力合わせること!症状がなく次の予約をとりたい方には具体的な予約可能日時をご提案しましょう。患者様の都合を何度も断ってしまうと、その方からは二度と連絡が来ないかもしれません。

マナーのつぼ

## 患者様の問題を解決しようとする姿勢を具体的に示しましょう

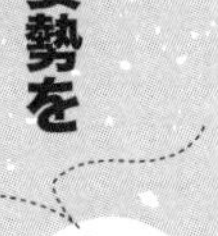

一般的に、相手の要望に対して否定が続くと「自分は受け入れられていない」と感じるものです。では、どうすればいいか。**提案することです。**相手の問題に対して「積極的に解決に乗り出している」という印象を与えられますし、実際にあなたの協力がなければ、解決出来ない問題もあります。この漫画のように、いつ予約が出来るのか……という情報を患者様は持っていません。あなたから「この日」「この時間」はどうですか?という提案がない限り、患者様の「予約して治療して欲しい」という問題は解決されないのです。もしもこの世の中に歯科医院があなたの勤務している医院しか存在しなければ、患者様も泣く泣く、予約できるまで「この日は空いていませんか?」と言い続けるしかありません。しかし、数百メートル先に歯科医院があるならば、「他の医院に行く」という事を選択するでしょう。あなたの対応一つが、患者様に精神的負担を与えたり、歯科医院の経営に影響を与えることもあるのです。

来院前 | メール対応 ❶

# 患者様は友達じゃない!

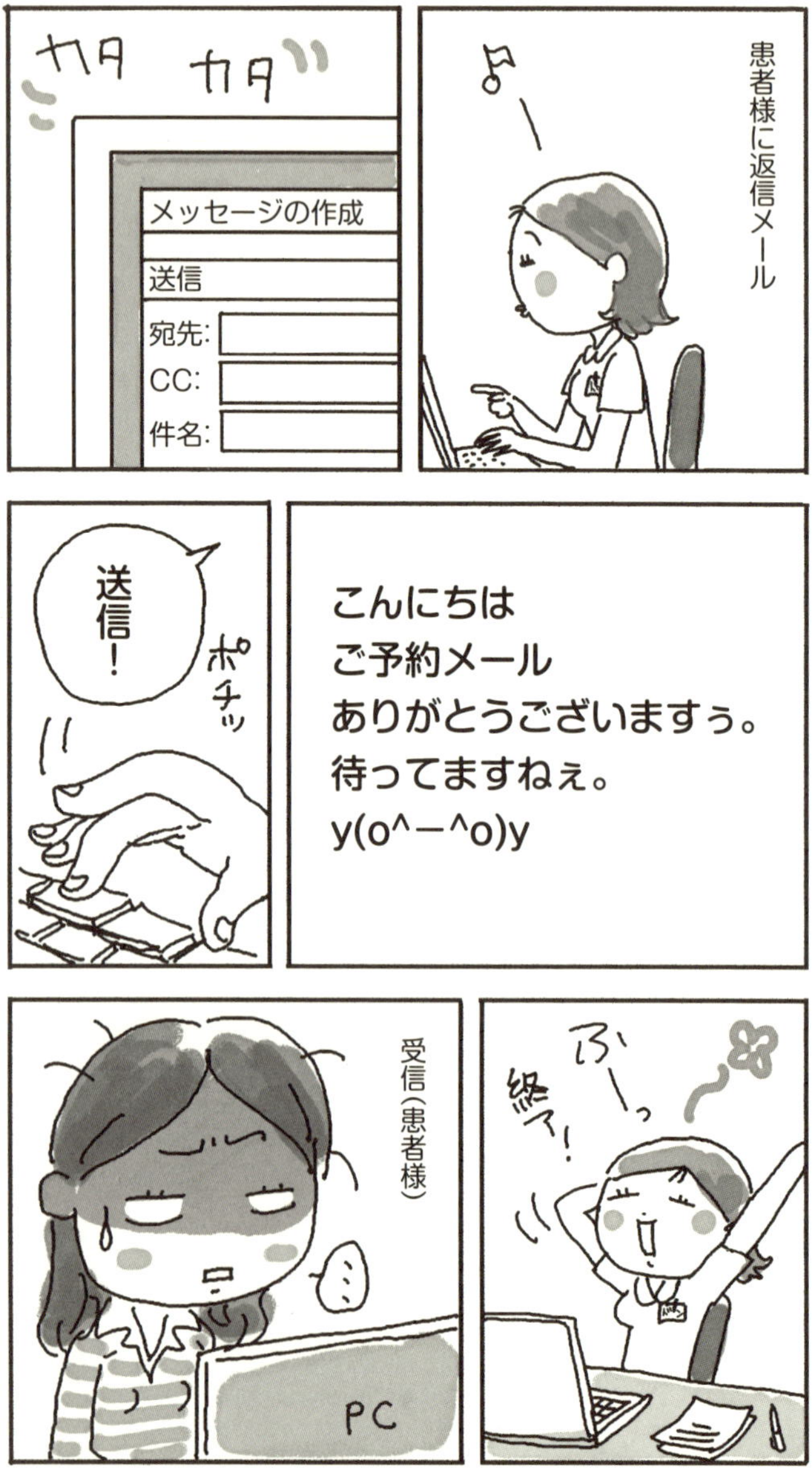

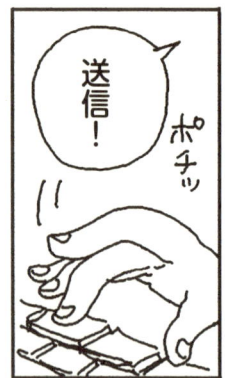

患者様に返信メール
カタ カタ
メッセージの作成
送信
宛先:
CC:
件名:
こんにちは
ご予約メール
ありがとうございますぅ。
待ってますねぇ。
y(o^—^o)y
送信!
ポチッ
ふーっ
終了!
受信(患者様)
PC

ドクターチェック！

# 絵文字やギャル文字は封印すること！

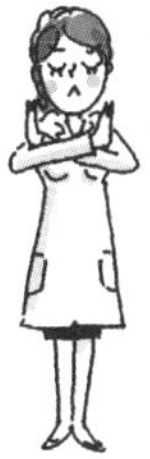

歯科医院でもインターネットからのお問い合わせを受け付けるところが増えてきました。ただ、それに対応するスタッフのマナーの問題で患者様の声を聞かずに終わってしまうケースも少なくありません。絵文字や小さな文字（「おはようございますぅ」など）を使う返信を送り、それがいけないことにも気付いていない人が本当にいるのです。プライベートで使う絵文字やギャル文字はビジネスメールにおいては封印しましょう。クリニックの品格が下がります。

マナーのつぼ

## 基本を踏まえ公私のラインをしっかり引きましょう

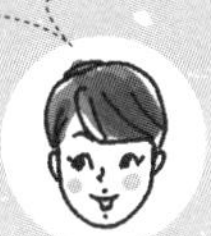

表情を見れば察する事が出来るようなことでも、顔が見られない、声が聞こえないとなれば、相手の感情の「温度」を感じることが出来ません。さらに、文章を送る……という事は、リアルタイムでの感情のやり取りではなく、一方的と感じられてしまう危険性も含んでいます。だからこそ、メールではより気を配る事が大切になってきます。友人とのメールのやり取りで顔文字や絵文字を頻繁に使うのも、文字だけでは伝わりにくい「温度」や、言葉の裏にある「感情」を伝えたい……という気持ちが働くからかもしれません。ただ残念ながら、仕事において、相手はあなたのお友達ではありません。オフィシャルな場面で、プライベートと変わりない方法でコミュニケーションを取れば、戸惑うのは相手です。ではどうすればいいか。まず**仕事における基本的なメールのルールを理解しましょう**。基本を踏まえた上で、相手の気持ちを慮る「言葉の力」を磨きましょう。

※次のページからメールの具体例をケース別にご紹介していきます。

# 人違いでは済みません

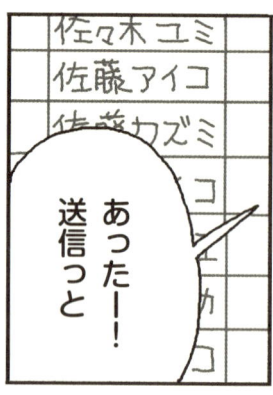

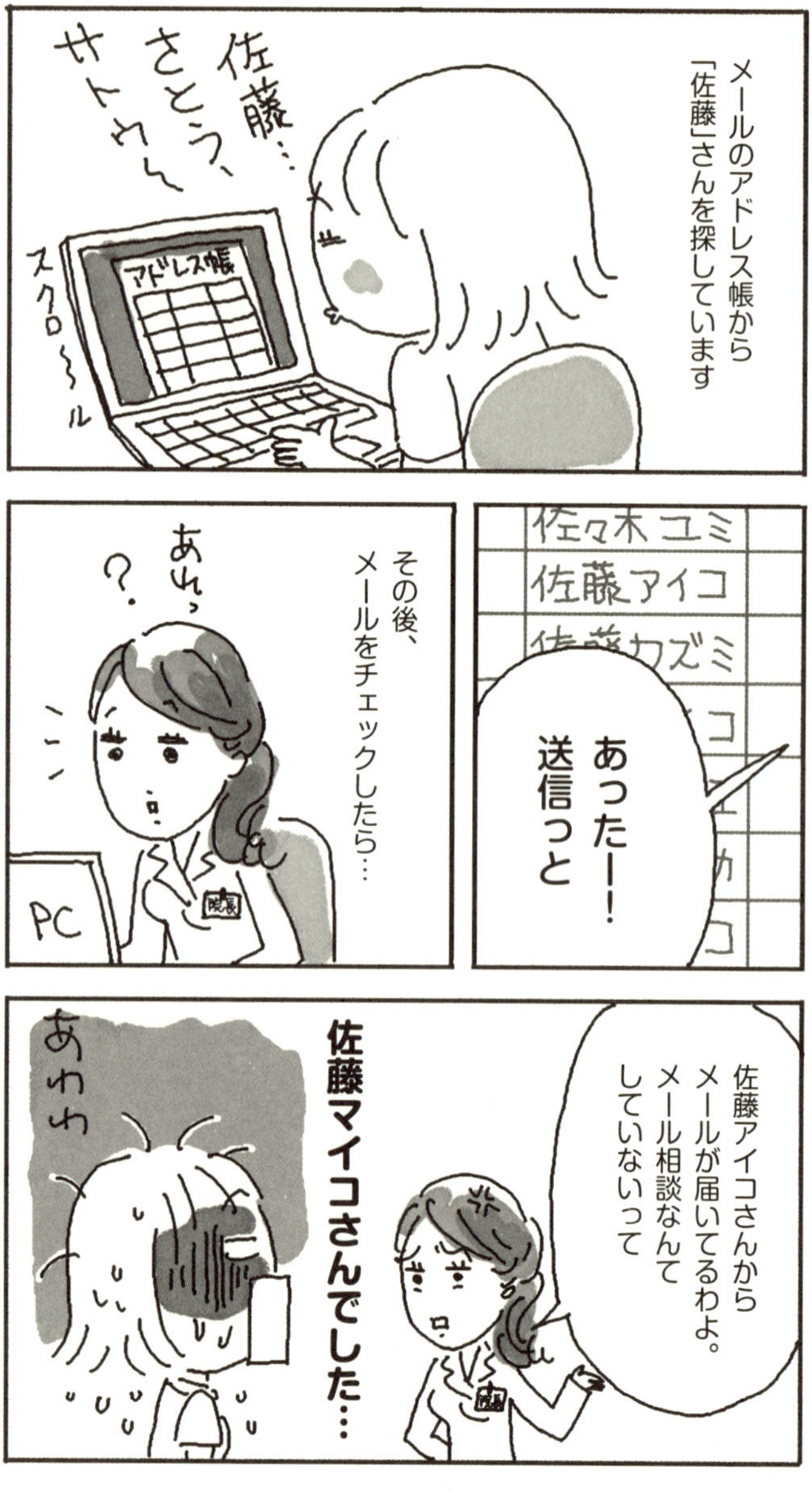
メールのアドレス帳から「佐藤」さんを探しています
佐藤…
さとう、
サトウ〜
アドレス帳
スクロ〜〜ル
佐々木ユミ
佐藤アイコ
あったー!
送信っと
その後、メールをチェックしたら…
あれっ?
PC
院長
佐藤アイコさんからメールが届いてるわよ。メール相談なんてしていないって
佐藤マイコさんでした…
あわわ

ドクターチェック！

# 一歩間違うと訴訟問題になりかねません

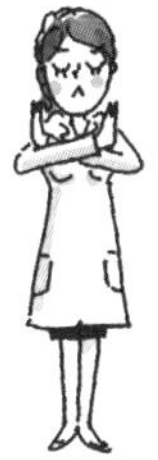

個人情報に対する意識がこれだけ高まっている今、医療現場においてあってはならないミスの一つです。忙しい治療の合間に取り急ぎメールをすることはあると思いますが、一歩間違えれば個人情報保護法により訴訟につながるミスになる事を自覚して下さい。送信先、宛名の間違いがないよう入念に確認してから送信する！これを徹底する以外ありません。どんなに些細な情報であっても信用という名の元に個人情報を預かっている意識をもって仕事をしましょう。

マナーのつぼ

## 緊張感をもち確認に確認を重ねてミスをなくしましょう

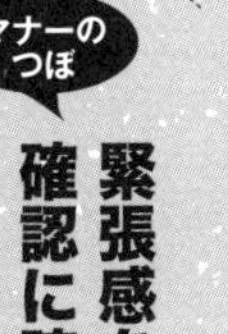

メールの誤送信は、どの業界でも大変な問題となるようなミスです。それは、**個人情報の漏洩など、情報漏洩の危険性を含んでいる**からです。さらに、間違って受け取った患者様にも「この医院大丈夫？」と不信感を与えてしまいます。このようなミスを防ぐためには、どのような方法が取られているでしょう。まず、メールを先に作成し（メールを打っている途中の内容で送ってしまうことのないように）、宛先を最後に入力する。宛先を入力する際に、ダブルチェックを行う。実際に間違いを防ぐためには「気をつける」という事しかないのが現状です。メールなど色々と連絡手段が便利になったとはいえ、それを使うのが「人」である以上、完璧にミスを防げる方法というのはありません。とにかく緊張感をもって、本当に大丈夫なのか確認に確認を重ねていくしかありません。自分が信用出来なければ、仲間の誰かにお願いするなど、周囲のスタッフと協力し合いながら、ミスをなくしていきましょう。

# メール対応の基礎マナー

患者様からメールで問い合わせが多いケースについて、具体例で解説します。
ポイントを参考に、患者様により好感を持っていただけるメールを意識しましょう。

文章例1

## 予約時 新患のケース

患者様

○○クリニック御中

初めてご連絡します○○と申します。
そちらで治療を受けたいと思っております。
来週水曜の午後に予約をお願いしたいのですがあいていますか？

### ✕ 悪い返答例

スタッフ

○○様

来週水曜日の午後は

予約が詰まっております。

別の日時で

ご検討いただけますか？

よろしくお願いいたします。

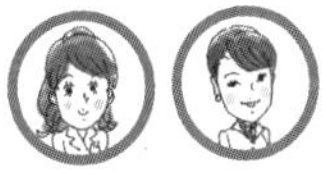

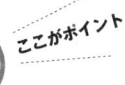

ここがポイント

# 予約希望に応えられないときは別の日時を必ず提案しましょう

自分を名乗らず、体調不良の方への気遣いの言葉もなく、予約日時を完全否定しその前後などこちらから提案することなく終わっています。ばくぜんと「別の日で」というのではなく、具体的な日時をピックアップをしないと、患者様からの希望日時を再度断ることになりかねません。

## 良い返答例

スタッフ

○○様

○○クリニックの○○と申します。
ご連絡をありがとうございます。
あいにく来週水曜の午後は予約が詰まっておりますが、
木曜と金曜の16時以降ならば空いております。
いかがでしょうか。

どのような症状か、
簡単にお聞かせいただけますか？
またいらっしゃるときには
保険証をお持ちいただけますよう
お願いいたします。

文章例2

# 予約時 既存の患者様のケース

患者様

カルテ番号○○の○○です。
お世話になっています。
実は、先日治療していただいた
右下の奥歯がまだ痛みます。
何か気を付けることはありますか？

## ✕ 悪い返答例

ドクター

○○クリニックの○○です。
さっそくお答えします。
そういった痛みはよくあることです。
少し様子を見て、
気になるようならまた連絡くださいね。

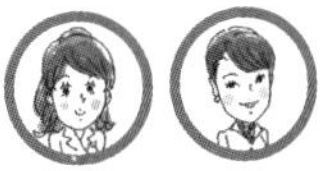

ここがポイント

## メールだけで解決はできません。患者様が納得して来院するよう導きましょう

以下の３ポイントをおさえましょう。
①痛みのある患者様には、いたわりの言葉をかけましょう。否定で終わらず、状況に対して興味をもって具体的に聞いて差し上げることが大切です。
②質問には必ず回答しましょう。
③医療においては、とにもかくにも実際に拝見してみないと的確な診断はできないことをお伝えし、メールだけで終わりにせず、一度いらっしゃることはできないか伺いましょう。それが患者様自身の為だということをわかっていただくことが重要です。結局のところ、実際の口の中で起こっていることと患者様の表現は違う時がありますので、あとから「言った」「言わない」になるようなメールのやり取りは避け、実際に口腔内を見て判断しましょう。

### ○ 良い返答例

ドクター

○○様

○○クリニックの○○です。
ご連絡いただいた内容を確認いたしました。
まだ痛みが続いているとのこと、お辛いですね。
まず取り急ぎ、気をつける事としましては、
治療した歯と反対側の左側でお食事をしていただき、
痛みのある右側の歯を避けて頂けますか？
そして、我慢をせずに今は痛み止めを飲んでいただいて結構です。
ただし、実際にお口の中を拝見しなければ、
今現在どういう状況で痛みが続いているのか
判断することができません。
もし可能なようでしたらお早めにお越しいただき
状況を確認し、的確な対処をさせていただきたいと思います。
本日もしくは明日のご予定はいかがでしょうか？

文章例3

# ネット相談

患者様

通院中の○○です。先日治療した奥歯ですが、
あれからずっと冷やし続けていますが
痛みと腫れがおさまりません。
薬もずっと飲み続けています。
どうしたらいいでしょうか？

## ✕ 悪い返答例

ドクター

○○様、先日の治療後に当日は
冷やしていただいて結構ですが、
翌日からは冷やし続けないでくださいと
何度もお伝えしたと思うのですが……。
冷やし続けてしまったとなると困りましたね。
痛み止めをお出ししますから
すぐいらしてください。

患者様

確かに冷やし続けたのは私だし、
自分の不注意かもしれませんが、
それをあえてこのメールでまた言い張りますか？
ずいぶん心のないメールで驚きました。
とてもショックです！

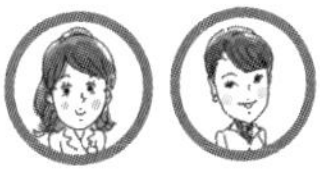


## 患者様のミスにはあえて触れず 会話以上に言葉を選び、配慮しましょう

患者様が注意を守らなかったとしても、やってしまったことは仕方ないので、それにはふれないようにしたほうがいいですね。最後にはいい言葉で終えるように留意しましょう。本来ならば電話でやりとりすべきですが、メールでしかやりとりできない患者様がいるのも現実なので、会話以上にメールでのやりとりは気を使って言葉を選びましょう。またこういったケースの場合は、急患という部類なので、予約を入れて来院いただくのではなく、患者様の予定優先で来ていただく配慮も必要です。

### 良い返答例

ドクター

○○様
○○クリニックの○○です。
ご連絡をありがとうございます。
お辛い思いをされているのですね。お察し申し上げます。
痛みと腫れがあると、どうしても冷やしたくなるかもしれませんが、
まずは冷やす事を控えていただけますか？
冷やす事によって、状態が長引いてしまいますので、
治療した箇所を冷やさないようにご注意ください。
また、状態を確認させていただきたいのと、
痛み止めをお出ししたいので、
○○様のご都合のよい時間にお越しいただけますか？
おおよそのお時間を教えて頂ければ
あまりお待たせすることなく拝見したり、
お薬を出したり出来ると思います。
よろしくお願いいたします。

文章例4

# クレーム対応

患者様

通院中の○○です。
実は、先日クリーニングをしてくださった
○○さんについてですが
まず、説明がよくわからないです。
あと、いろいろ歯ブラシなどを売りつけられて
お金がかかるので、
これから先、通院を続けようかどうか
悩んでいます。
それは医院の方針ですか？

## ✕ 悪い返答例

ドクター

大変申し訳ありませんでした。

すべてこちらの不手際でした。

今後はそのようなことの

ないようにいたします。

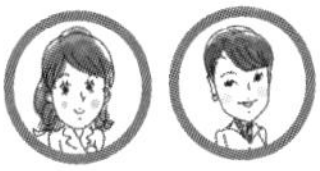

ここがポイント

## クレームそのものに対しては メールではなく必ず電話で返答しましょう

患者様に不快な思いをさせてしまったことに対して、申し訳ないというひと言は必要ですが、クレームそのものに対しては、謝ってしまってはいけません。マナー講座などではそう教えることもあるかもしれませんが、やみくもに「まず謝る」のはNGです。状況がわからないのに謝る必要はありません。良い返答例として、お詫びコメントを記載する場合は「○○に対して」と、何に対して謝っているのを具体的に示しましょう。ビジネスマナーでは、クレームに対してはメールで返答しないことが基本ルールです。

### 良い返答例

ドクター

○○様

○○クリニックの○○です。
医院の対応につきましてご指摘ありがとうございました。
○○の説明がわかりにくかったとのこと。失礼いたしました。
また歯ブラシなどの販売につきましては
○○様に不快な思いをさせてしまいましたこと、
お詫び申し上げます。
改めてこちらからお電話にて、
○○様のお話を伺いたいと思いますので
恐れ入りますがご都合のよろしい時間帯を
教えていただけますか。
よろしくお願い申し上げます。

# ネチケット7原則

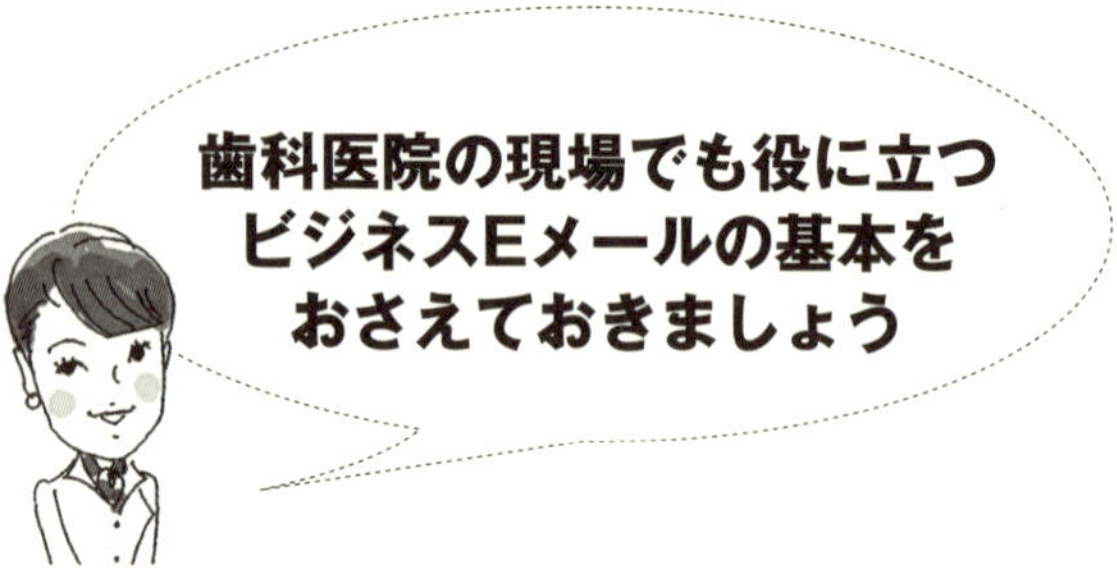
歯科医院の現場でも役に立つ
ビジネスEメールの基本を
おさえておきましょう

| | |
|---|---|
| 宛 先 | □□□様 |
| Cc | ■■、■■ ❺ |
| Bcc | ■■ |
| 件名 | URL変更のお知らせ ❷ |

株式会社■■■　□□□様

いつも大変お世話になっております。

このたび、○月○日をもちまして、❸
弊社のURLが下記のものに変更されます。
変更にともないまして、その前後の期間、
ご迷惑をおかけすることもあるかもしれませんが、❹
なにとぞご容赦いただけますよう
よろしくお願い申し上げます。

新規URL → http://www.xxx.co.jp

---

○○○○医院 ❶
○○ ○○
〒000-0000 東京都●●●●●●
TEL.00-0000-0000　FAX.00-0000-0000

**「ネチケット」とは**

**ネットワークとエチケットを組み合わせた造語です。特にインターネット上でコミュニケーションをとる電子メールやウェブサイトを利用するときに必要になってくるマナーです。**

## 1 発信者(本名)を明確に。

署名を活用しましょう。

## 2 件名(Subject)は簡潔に。

伝えたい内容がひと目で理解できるよう、短い言葉で。

## 3 「結論・結果」を最初から書く。

あいさつを一言入れたら、すぐに結論、結果へ。

## 4 改行は30文字以内が目安。

1行が長すぎると読みにくいので注意して。

## 5 "CC"と"BCC"を使い分ける。

受信者全員に他の受信者の情報が送信されるのがCC、
送信されないのがBCCです。

## 6 むやみな転送や引用は禁物。

発信元の人とのトラブルや、
不正確な情報伝達などの危険性があります。

## 7 印刷される可能性を考慮する。

資料や記録として使われて、送信した相手以外の人の目に触れる可能性があります。

**E-mailに使ってはいけない文字「三原則」**

第一原則 **「半角カナ」は使わない。**

第二原則 **数字・英字はできるだけ全角を使用。**

第三原則 **「機種依存文字※」を知っておく。**



※Windows、Macの違いなどによって、文字化けして読めない文字や記号などのこと。

受付

# 忙しくても目であいさつ

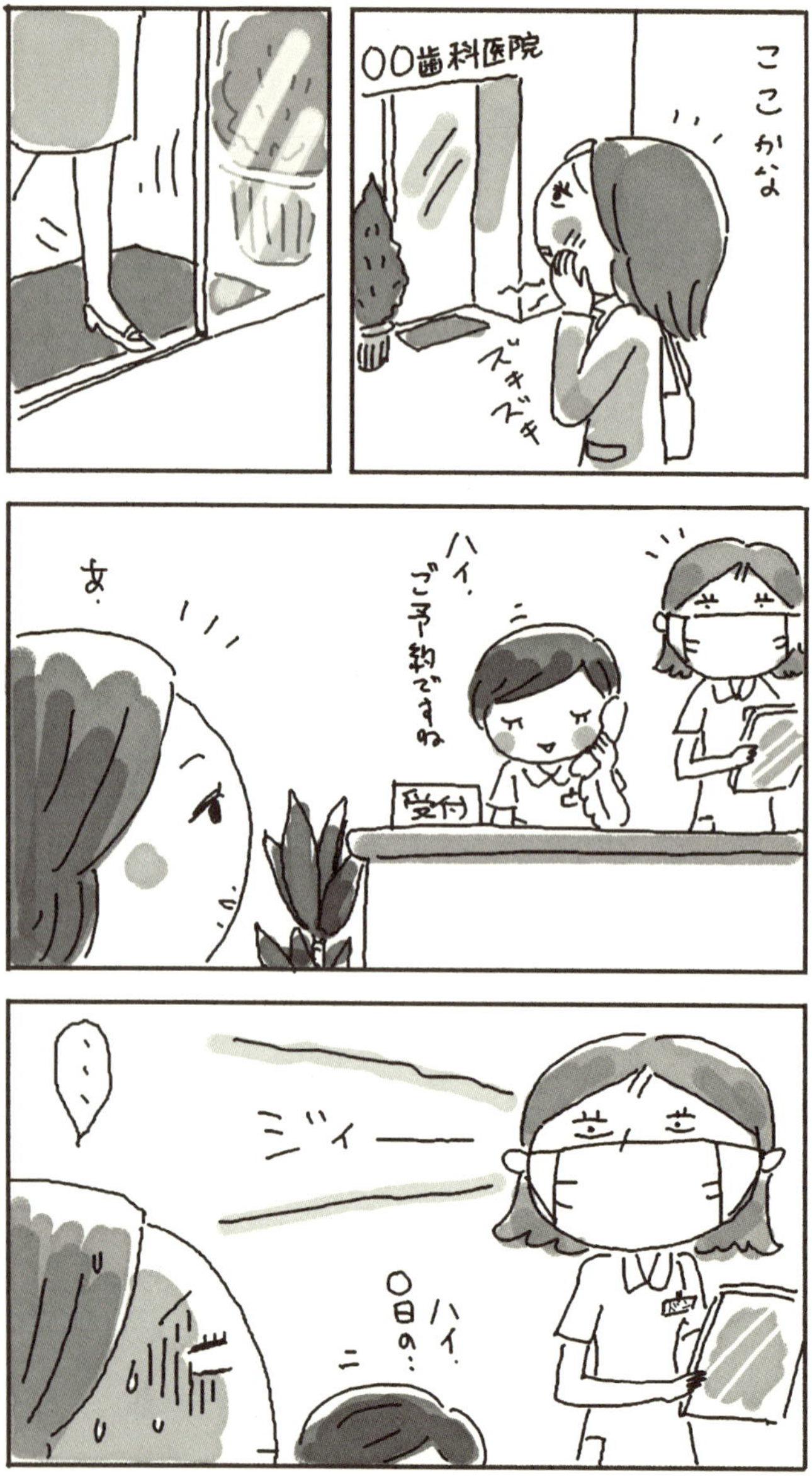
〇〇歯科医院
ここかな
ズキズキ
あ.
ハイ、ご予約ですね
…
ジィーーー
ハイ、〇日の…

ドクターチェック！

# 訪れたすべての人にあいさつを

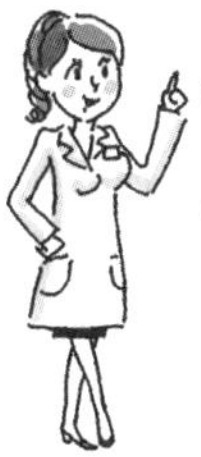

患者様でも業者様でもスタッフでも、「相手から挨拶してもらう」のではなく「自分から必ず挨拶をする」ことを普段から心がけておくと、こういう失態は防げます。1人のスタッフの失態が、他のスタッフのイメージを悪くし、ひいてはクリニック全体の信頼を失う事を自覚し、どんなに忙しくても目配りは忘れないようにしましょう。自分個人だけで物事を考えず、自分のいるクリニックの1スタッフとして、関係するすべての人と関わっていく姿勢が大切です。

マナーのつぼ

## あなたの想像以上に目は雄弁にあなたの心を語ります

〝目は心の窓〟という言葉通り、人は「温かい目」を見ると、その人の心の温かさを感じて、自分を受け入れてくれているのだ……と安心するものです。逆に、顔は笑っていても、目が冷たい……と感じたら、どのような気持ちになるでしょう。医院の中ではマスクをしていて、患者様にはあなたの「目」しか見えない状況が多々あります。だからこそ、「目で感情を伝える」というスキルが必要なのです。自分で思っている以上に表情を動かさないと、相手からは、〝笑顔である〟という認識がされないものです。たとえマスクの下で口角が上がっていたとしても、相手に伝わらなければ全く意味がありません。この場合の対応で、患者様が来院された事に気づいたら、気づいた人がお声を掛けるのは当然のことです。例えば、電話をしているとか、他の患者様の対応をしているとか、すぐに声が掛けられないような場面では、特に「雄弁に語る目」で、患者様にあなたの心の温かさを伝える必要があります。

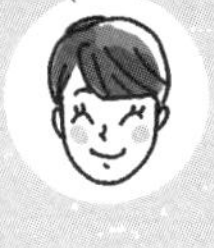

治療中

# まずは自己紹介を

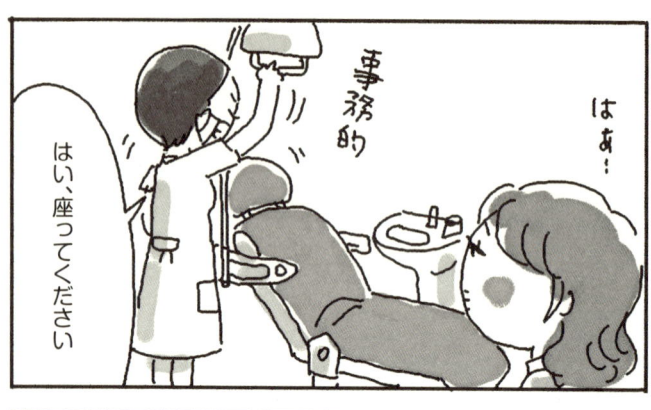

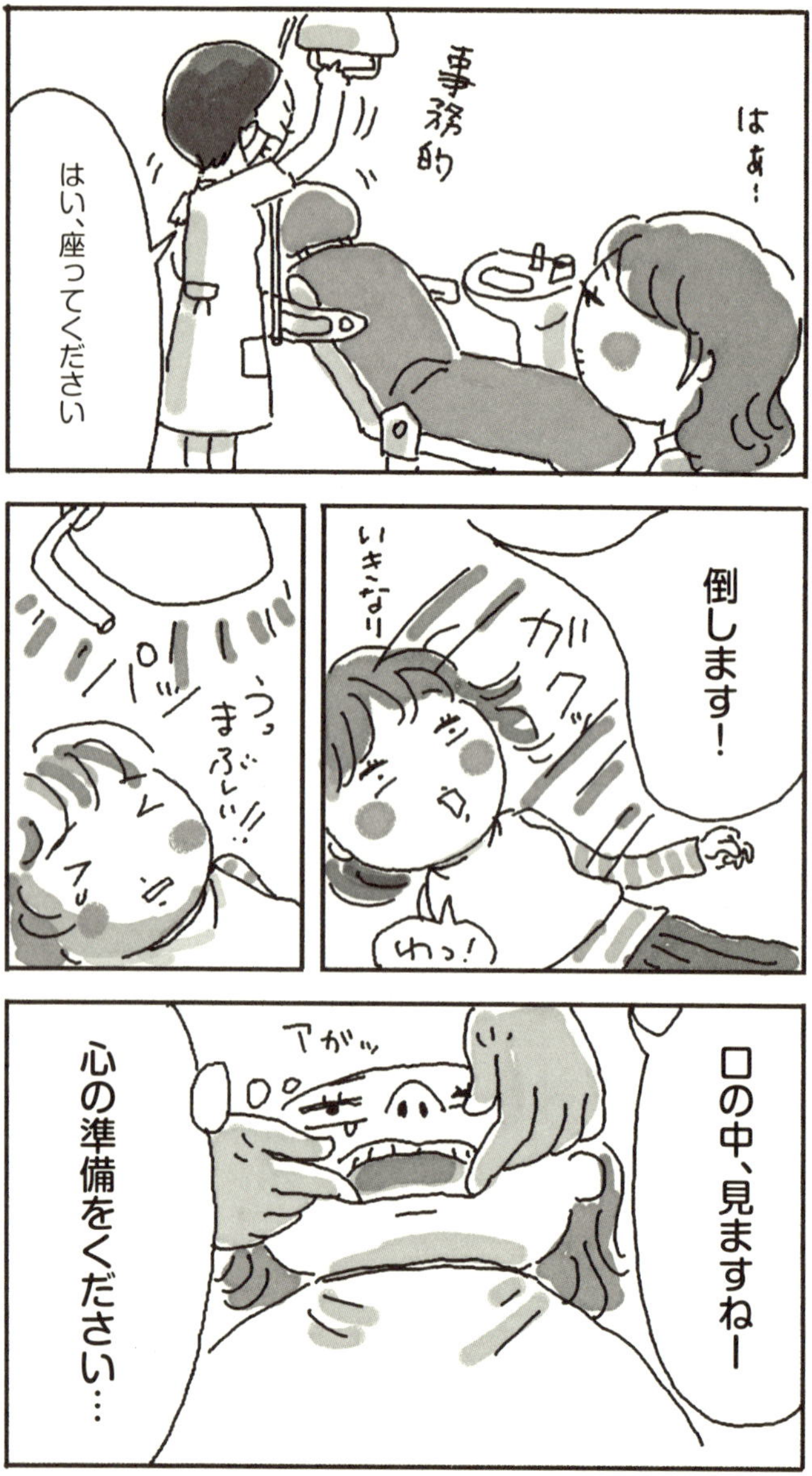

ドクターチェック！

# 自己紹介は患者様との信頼関係の第一歩

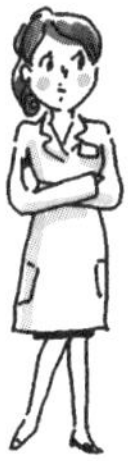

自分の名前を名乗らず流れ作業で治療を進めるタイプ、結構多いので困ります。保険証をお預かりして患者様のカルテを作り、そのカルテには多くの個人情報が詰まっています。その個人情報は、患者様が信用してくださっているからこそ知る事が出来るわけです。そんな患者様に対し、自己紹介をすることなく仕事を進める事は、大変失礼な事だという自覚が、あなたにはありますか？人として自己紹介をして相手に知ってもらうことで信頼関係が築けます。

マナーのつぼ

## 「感情」を無視したコミュニケーションになっていませんか？

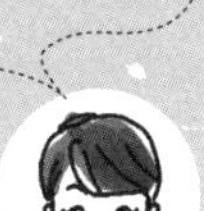

**コミュニケーションはキャッチボールです。相手が受け取る準備をしていないのにボールを投げれば、相手は驚くだけでなく、「乱暴な人」とあなたに対して警戒心を抱くことでしょう。相手に受け取る準備をしてもらうという事はどういう事か。例えば、話しかける際にはその方のお名前をお呼びして、〝自分に何かを伝えようとしているから、話を聴こう〟と聴く準備が出来てから話を始めるとか、挨拶をする際には、相手と目線を合わせて〝あの人は自分に挨拶をしようとしている〟と、挨拶を受け取る準備が出来てから声を掛けるというような行動です。診察にいらっしゃった患者様は、非日常的な空間の中で、自分の健康を心配し、通常よりも緊張していたり不安な気持ちを抱いていたりするものです。治療に入る前に、まずは名前を名乗ったりヒアリングをしたりという小さなキャッチボールを行う事で、治療を受けるのだという大きな「心の準備」に繋がっていくのです。**

治療中

## 空気を読んで！

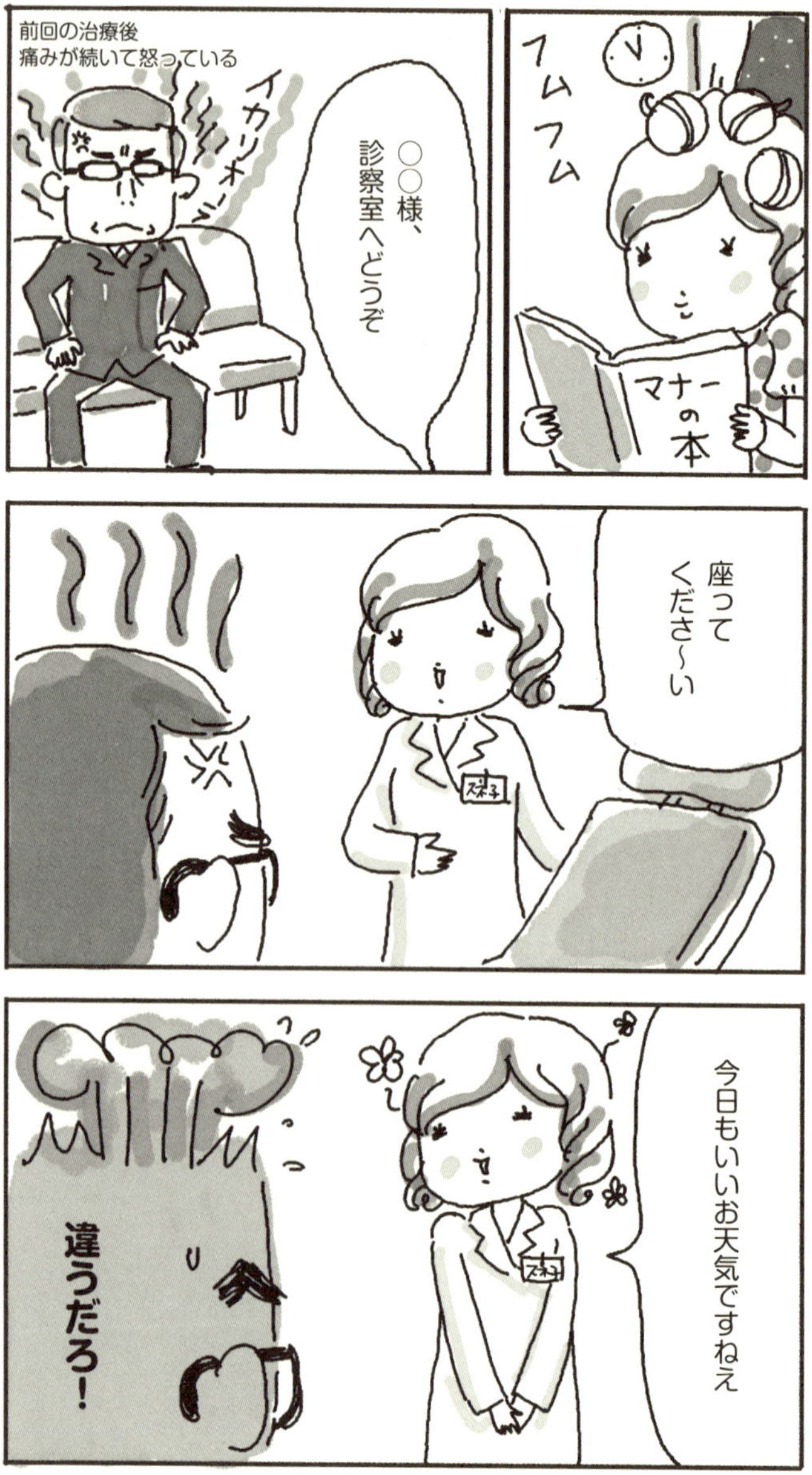
前回の治療後
痛みが続いて怒っている
イカリオーラ
○○様、診察室へどうぞ
フムフム
マナーの本
座ってくださ〜い
今日もいいお天気ですねえ
違うだろ！

ドクターチェック!

# 話題はその場の空気に合わせて!

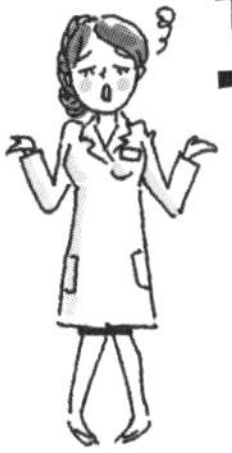

患者様が不信感を持っている時にその原因を作った本人から天気の話をされたらどうでしょう?患者様の感情をさらに悪化させてしまいます。あなたに前回悪い感情を持ってしまった患者様に対して、自分が対応する事で悪化させてしまう恐れがあるときには、前もって他のスタッフに交代してもらうことも一つの解決法です。どうしても関わらなくてはいけない時には謙虚な姿勢で余計な事は言わず、辛い思いをしている患者様をいたわる言葉をかけましょう。

マナーのつぼ

## 空気を読む力＝状況判断力と共感力です

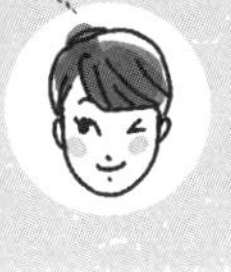

**研修を行っていると、「こういう場合はどうすればいいですか?」と、細かいシチュエーションを上げて質問してくださる方がいらっしゃいます。まず申し上げたいのは、コミュニケーションに正解はない……ということです。この漫画のように、辺り障りないはずの天気の話題が、その場に相応しくない話題となるケースもあるのです。治療にいらっしゃった患者様に対して、「まずはお天気の話でもしたら?」とアドバイスを受けると、いつでもどこでも誰に対しても天気の話。「この場合はちがうでしょ?!」と注意されても、「でも、天気の話をしろと言われたので……」などと、平気で言い訳します。(言い訳できるのも、状況を読めないからでしょうか……)。こういう方は、相手の感情に鈍感過ぎるのでしょう。顔つきや雰囲気、言葉の数や目の動かし方など、小さな変化に気づけない。ではどうするか。訓練しかありません。ケーススタディを増やして、判断力と共感力を養いましょう。**

治療中

# 自己完結はNG

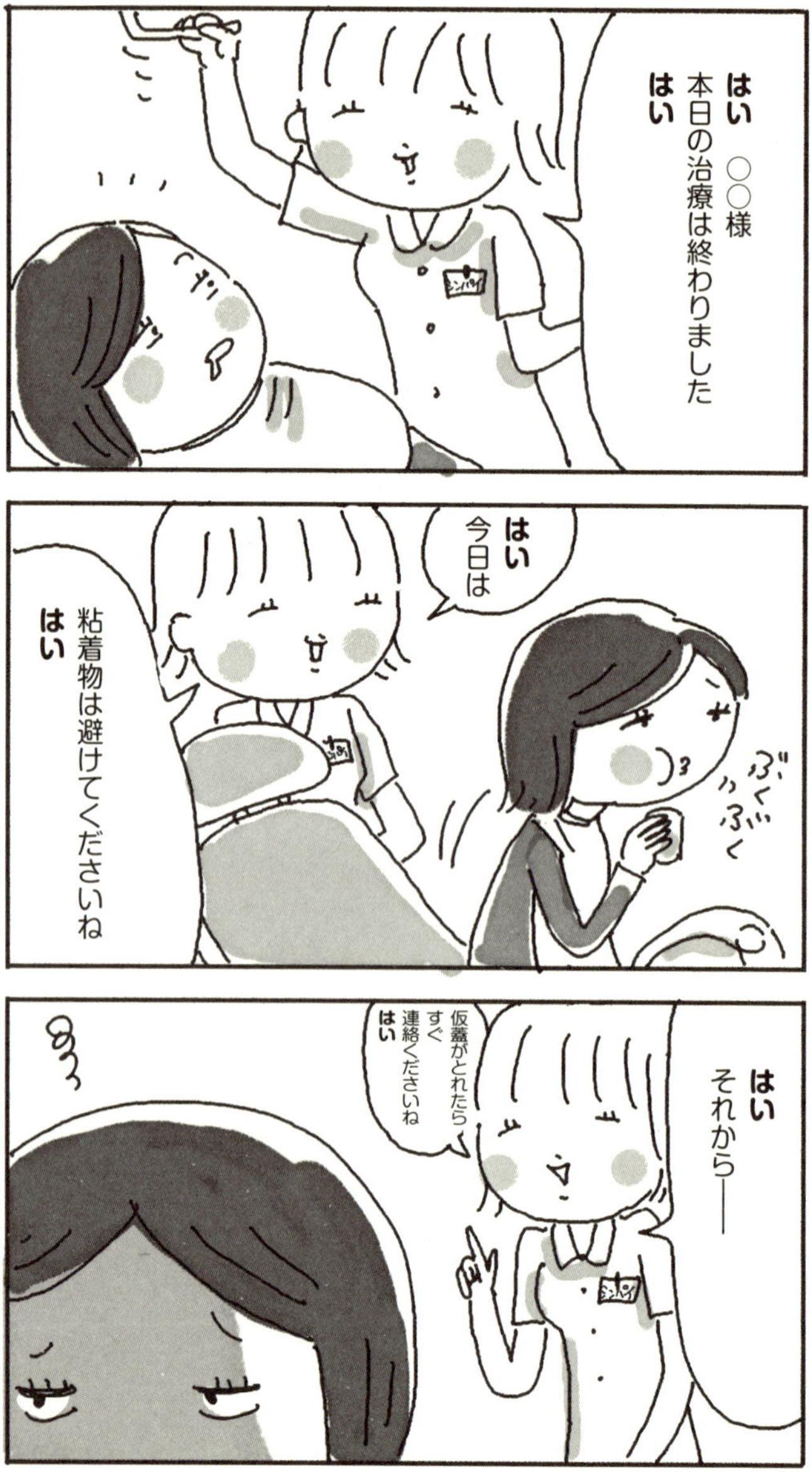

はい　○○様
本日の治療は終わりました
はい
はい
今日は
ぶくぶく
粘着物は避けてくださいね
はい
はい
それから——
仮蓋がとれたら
すぐ
連絡くださいね
はい

ドクターチェック!

# 自分への返事は必要ありません!

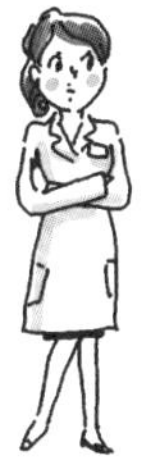

この漫画のような光景をよく目にしますが、自分への掛け声は不必要ですので今すぐやめるようにしましょう。特に経験の浅いスタッフは緊張感からなのか、こういった自分への掛け声をして自分を落ち着かせている傾向があるように思います。患者様に治療などの説明をする際には、「ここまでよろしいですか?」や「何かわからない事はないですか?」など途中で患者様に問いかける気配りをしつつ、自分自身を落ち着かせていくと良いと思います。

マナーのつぼ

## スタッフ同士で協力し耳障りな口癖を直しましょう

耳障りな言葉の代表格は、①比較対象がないのに使う「〜の方(ほう)」②確認なのに過去形で使ってしまう「よろしかったでしょうか」③なぜ謝っているのかわからない話始めに使う「すみません」など、間違えた敬語も含めて挙げればキリがありません。このケースでは、自分で話して自分で「はい」と返事をしています。これは、相手とコミュニケーションを取っているのではなく、自分で自分に確認をしているのです。一人で会話をしているのと同じです。相槌を打つタイミングもなく、返事もしていないのに一方的に会話が進んでいくので、患者様は、置いてきぼりになったような気持ちになります。こういう口癖を直すに**は、仲間同士で指摘をしあうことです。**気をつけることで、「気になる」ので、自分でその口癖を発したときに「あっ!また言ってしまった!」と分かるようになります。そうなれば、直るのはもうすぐです。耳障りな言葉をなくし、伝えたい内容がストレートに伝わるように心掛けましょう。

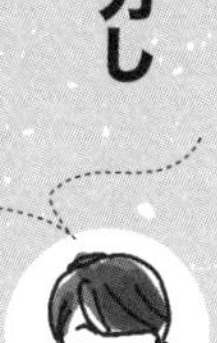

治療中

## 上から物申さない！

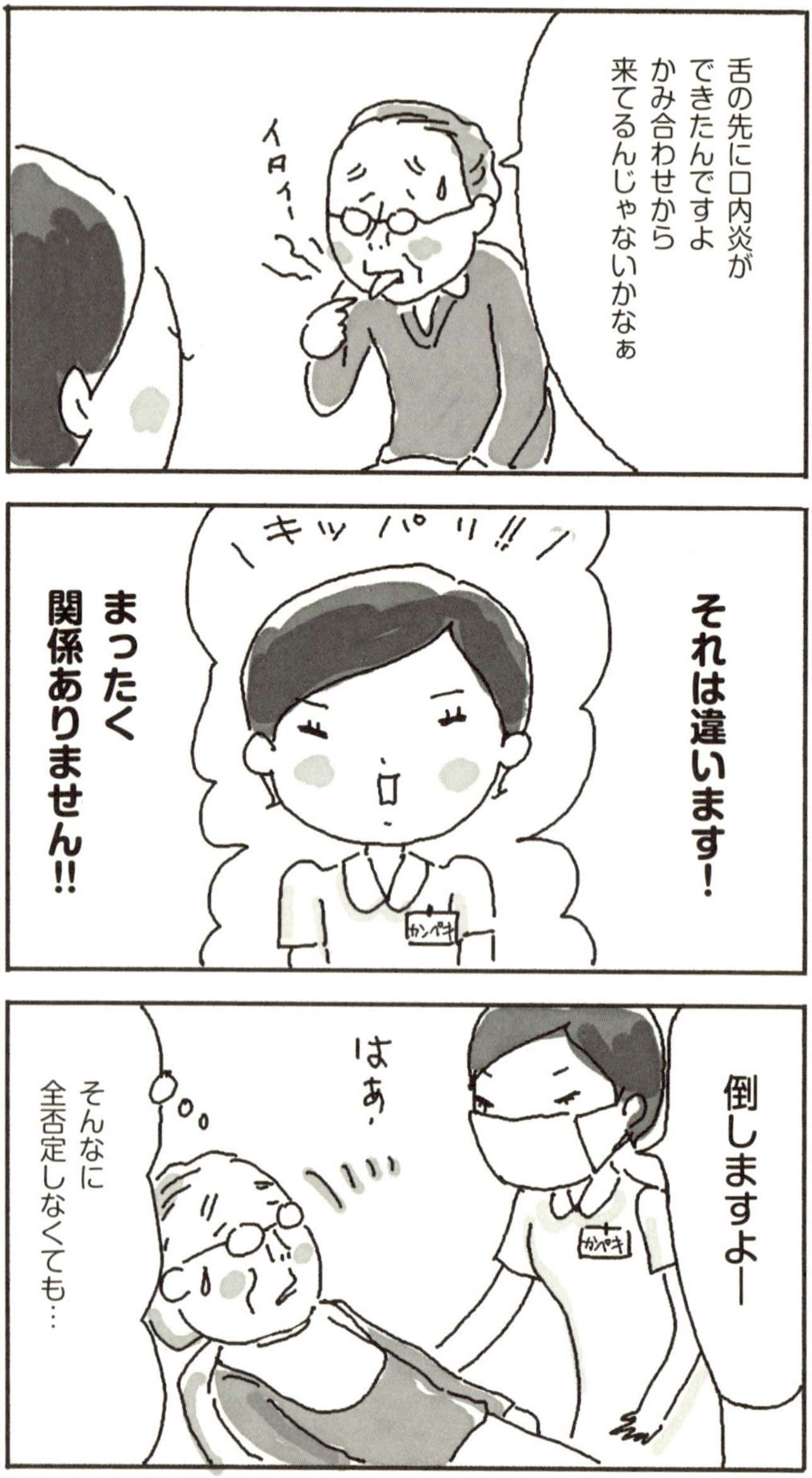
舌の先に口内炎ができたんですよかみ合わせから来てるんじゃないかなぁ
イロイー
＼キッパリ!!／
それは違います！
まったく関係ありません!!
倒しますよー
はあ
そんなに全否定しなくても…

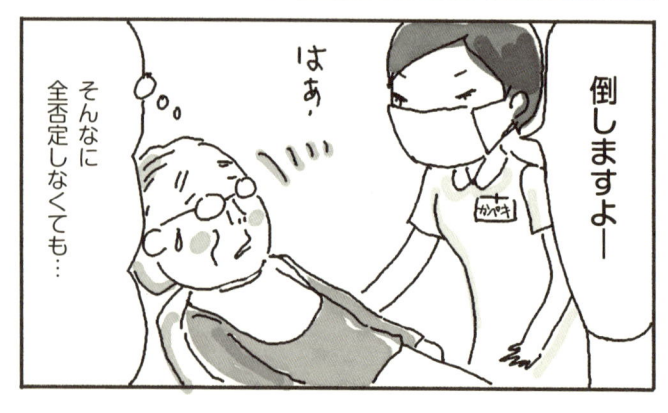

ドクターチェック！

# 否定ではなく理解をして説明をすること！

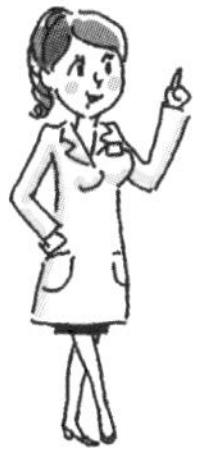

患者様は、時に「自己診断」をして思い込みで訴えかけてこられます。その際、例え患者様が間違っていても否定をしてはいけません。その瞬間から患者様との間に目に見えない隔たりが出来てしまう可能性があります。治療は、私達医療従事者と患者様との信頼関係で成り立っているので、隔たりが出来ると治療もスムーズに進みません。私も過去に失敗したことがあるからこそ言えることです。否定をせず受け入れた上で正しい情報を説明しましょう。

マナーのつぼ

## 理解してほしいなら あなたがまず 相手を理解する努力を

誰でも自分を認めて欲しいという欲求を持っています。あなたが人から否定されると悲しい気持ちになるように、患者様も認めて欲しい、受け入れて欲しいという気持ちを持っています。頭ごなしに「間違っている」と言って聞く耳を持ってもらえなければ、「この人には私のことはわからないのだ」と、心の中に壁が出来てしまいます。ではどうすればいいのか。まずは受け入れることです。それは、「患者様の言う通り!!」と持ち上げることでも、間違いを否定しないということでもありません。**『あなたはそう感じたのですね』ということを受け入れるということです。**このケースで言えば、「噛み合わせが原因ではないかと感じているのですね」という患者様の言葉をまずは聞き入れるのです。患者様がそう考えた原因が他にもあるかもしれないのに、患者様の状態に何も興味を示さない事は問題です。正しさの主張や、専門的な説明だけでは、患者様を納得させることはできません。

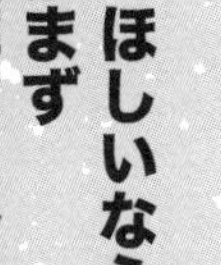

治療中

# 「できません」は通用しない

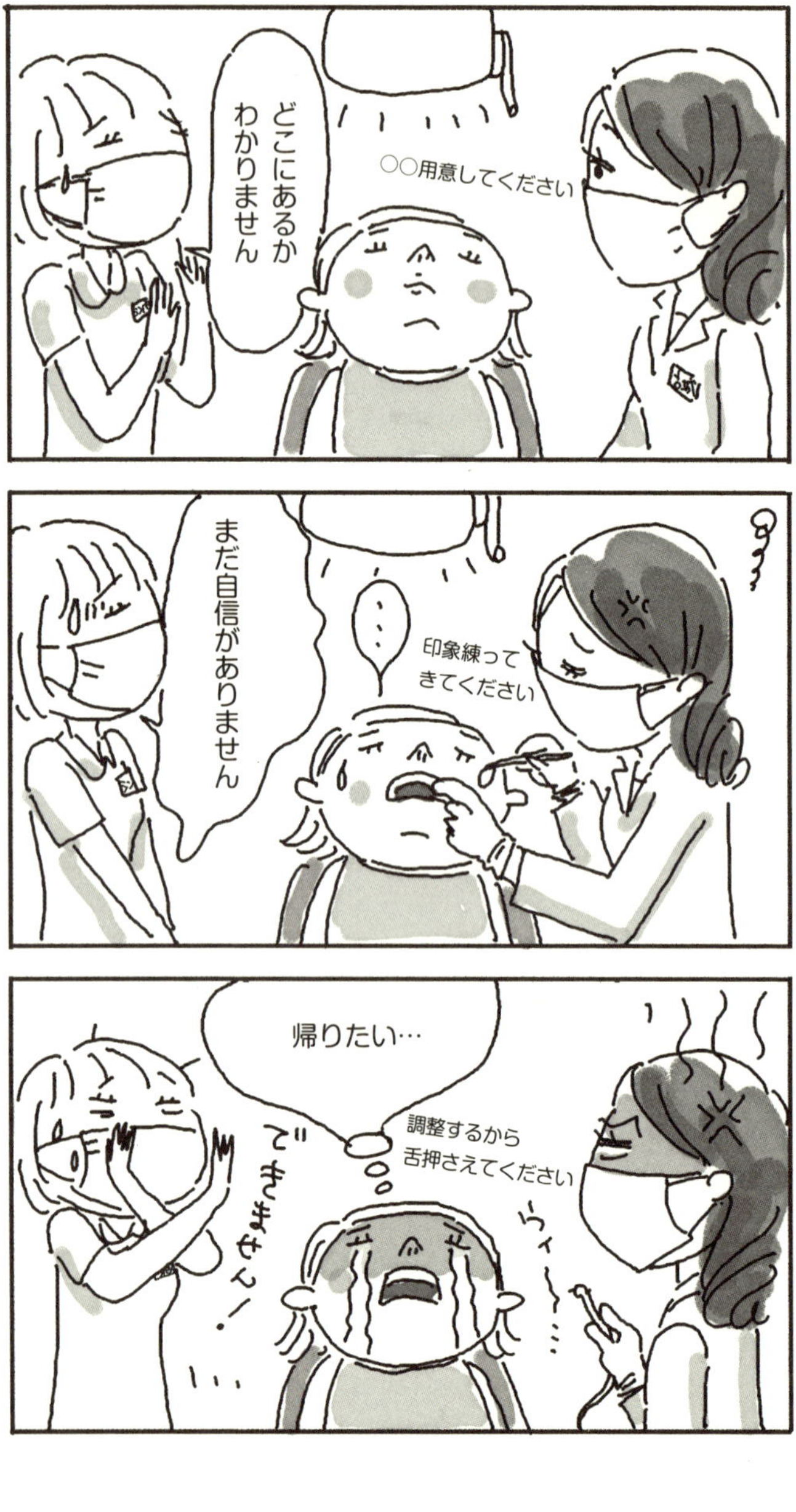
○○用意してください
どこにあるかわかりません
印象練ってきてください
まだ自信がありません
…
調整するから舌押さえてください
帰りたい…
できません!
…
うぃ～～…

ドクターチェック!

# 患者様の前では「出来ない」は口にしない!

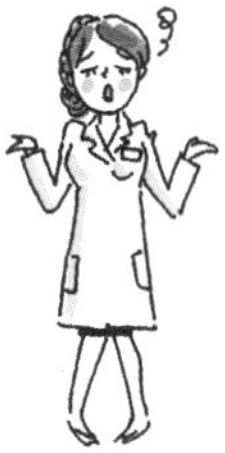

新人でもベテランでも患者様にとっては関係ありません。信頼して通院しているクリニックの1スタッフなのです。例え自分が出来ないことや知らないことがあっても患者様の前ではパフォーマンスも必要です。その上で、どうしても出来ないことは他のスタッフに変わってもらう、知らないことは患者様に聞こえないところで他のスタッフに聞いてみるといいでしょう。白鳥は優雅に泳いでいるように見えて、水の中ではものすごい勢いで足をバタバタ動かしているものです。患者様を安心させるためにも「出来ない」「知らない」という言葉は口にしないように心がけましょう。

マナーのつぼ

## プライドより役割を優先し まずはやってみること! そこからがスタートです

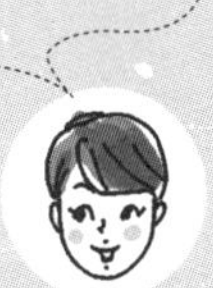

**自分に自信がない……という言葉は、新人に限らず耳にします。失敗を恐れて、仕事にチャレンジしないのです。間違えるのが嫌だからと、恥をかきたくないからと、自分の役割よりも、自分のプライドを優先してしまうのでしょう。仕事は、やってみなければ力にも経験にもなりません。「まだ自信がない」、「まだ出来ない」と言われると、仕事を依頼した側からみれば、一体いつになったら自信がつき、一体いつになったら出来るようになるの?という疑問しかわきません。まずは「はい!」という肯定的な返事。そして、やってみる。やってみてわからなければ、わからない部分を明確にして「これこれこういう風にやろうと思うのですが、よろしいでしょうか?」と具体的な指導を受ける。次回は、指導されなくても出来るようにしていく。もっと言えば、いつでも依頼して頂けるように、日頃から勉強や努力をしていく必要があるということです。出番(チャンス)はいつ訪れるのかわかりませんよ!**

治療中

# 話は最後まで聞いて！

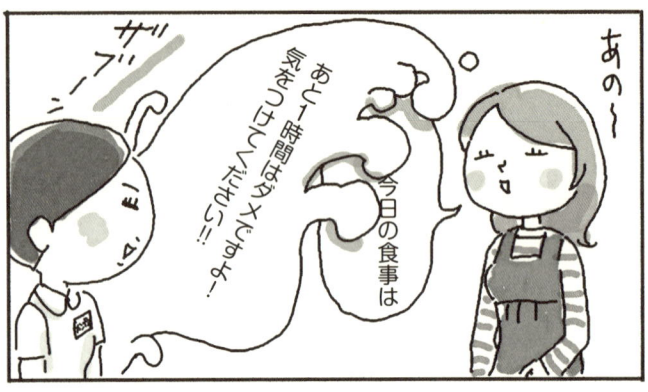

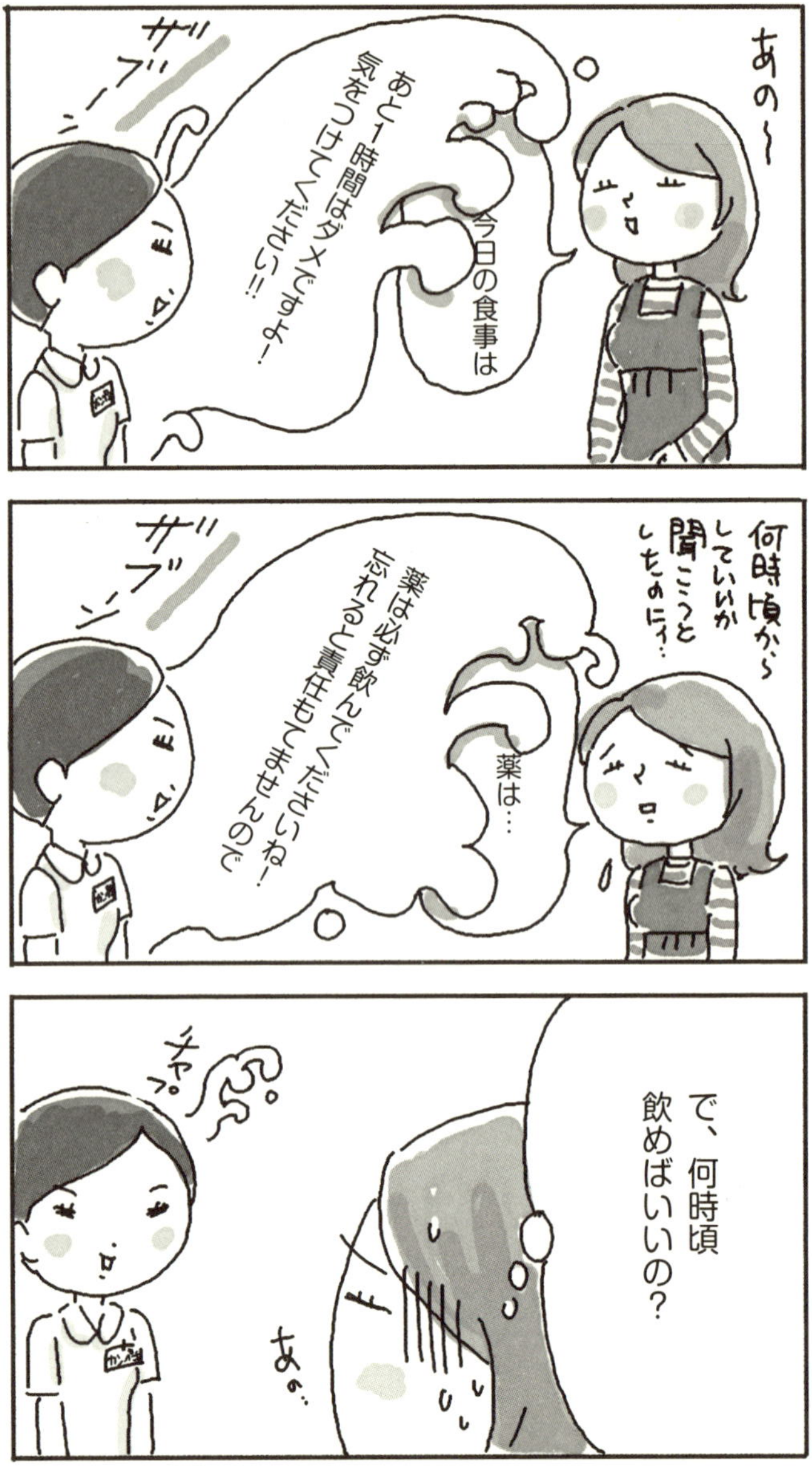

ドクターチェック！

# まずは患者様の話に耳を傾けて！

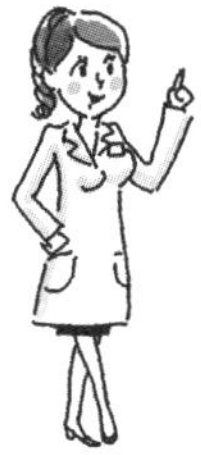

患者様の話をしっかり聞くことは、どんなことより優先すべきマナーです。例え間違っている話でも必ず最後まできちんと聞くようにしましょう。その上で、1つ1つその訴えに対して明確な回答や説明をすることです。こちらの意見を押し付けたり、全く違う話になってしまわないようにしましょう。自分の話を聞いてくれたと思うだけで気が晴れて気持ちが落ち着く患者様もいらっしゃいます。話の途中で遮られることほど気分の悪いものはありません。

マナーのつぼ

## 話を聞くことで人間関係のベースとなる信頼関係が得られます

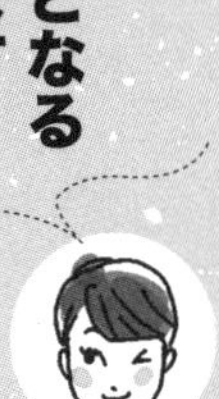

最後まで話を聞かず、言葉を被せるという行動は、せっかちな人、急いでいて気持ちに余裕がない時などは要注意です。さらに、「あぁ、あのことね」と早合点してしまうと、このようなケースが起こります。人の話を最後まで聞かなければ、相手は〝急かされている〟とか、〝話を聞きたくないのだな〟と判断します。気が強い人ならば、被せてくる言葉に負けず話し続けるでしょうが、大抵は、「まぁいいか……」と話すことを諦めてしまうでしょう。もっと言えば、怒りすら感じる人も少なくないはずです。その事でどのようなデメリットがあるかと言うと、人の話を聞かない人というレッテルを貼られてしまうということです。話を聞かないと分かっている人に、あなたは大切な話をしますか？人間関係のベースとなる信頼を得ることが出来なければ、患者様は「自分の話を聞いてくれる自分に対して親切な人」のいる医院へ流れてしまいます。それを防ぐには、**相手が言葉を言い終えた事を確認してから話し始めること**です。

治療中

# 否定で終わらない

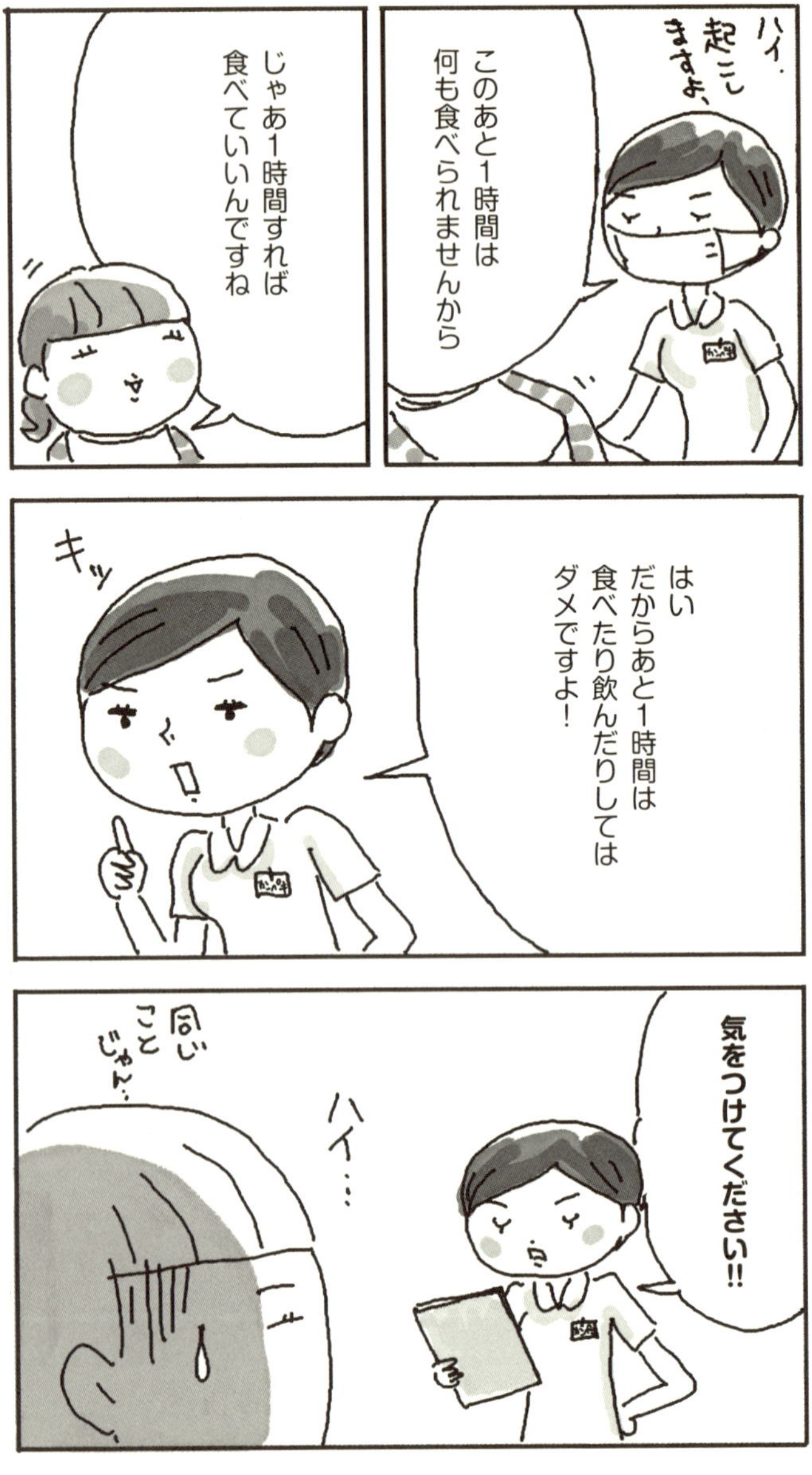
ハイ。起こしますよ、
このあと1時間は何も食べられませんから
じゃあ1時間すれば食べていいんですね
キッ
はい
だからあと1時間は食べたり飲んだりしてはダメですよ!
気をつけてください!!
ハイ…
同じことじゃん…

ドクターチェック！

# 禁止事項をそのまま伝えるのはNGです

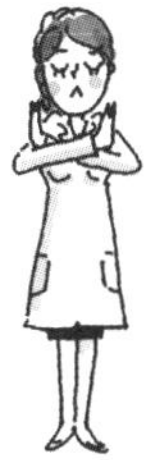

患者様に治療後などに食事をしてはいけないなどの注意事項を伝えなければならないケースは多いものです。そういう場合でも、「〜してはいけません」ときつく禁止したのでは、患者様の気分を損ね、暗い気持ちにさせてしまいます。禁止事項のあとには必ずやっていい時が訪れるので、そちらを強調して伝えてあげることが大切です。常に患者様の気持ちを考えて、前向きになれるような言葉掛けを心がけましょう。それが治療の質の向上にもつながります。

マナーのつぼ

## 否定的なことを肯定的な表現に変えることを心がけて

私たちは小さい頃から、あれをしてはダメ、これをしてはダメと、禁止の言葉を沢山聞いて育っています。それは、周りの大人が心配をして、怪我をしないように……などの予防の為に言ってくれていた言葉なのでしょう。優しい心から発せられた言葉だったとしても、幼いあなたは反発心を持ちませんでしたか？大人になった今も、自分の中にそういう表現が植え付けられていると、無意識に相手に対して、「これはダメ」「あれはダメ」という相手をコントロールするような言い方をしてしまっている可能性があります。それを言われて喜ぶ人は少ないです。だとしたら、**NGな事を伝えるよりも、OKな事を伝えていきましょう。**「1時間は食べられない」ではなくて「1時間後には食べられる」というような表現です。脳は否定の表現を受け付けません。患者様への表現だけではなく、自分に対しても周りの人に対しても、否定的な表現ではなく、肯定的な表現に変えると、物事がスムーズに進むようになりますよ。

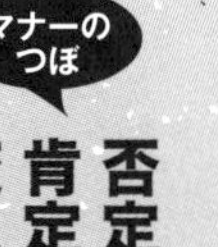

治療中

# しっかり記録する

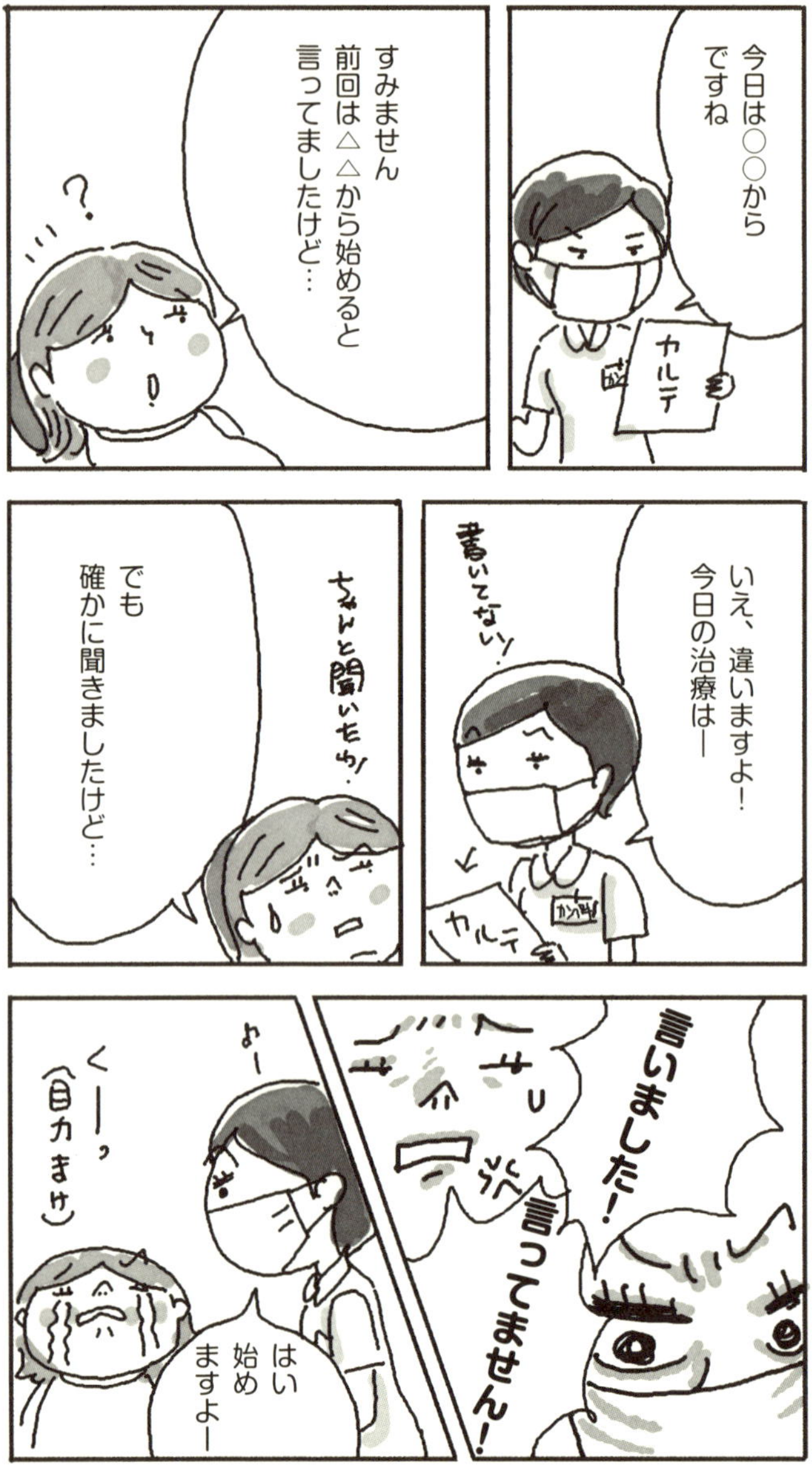

今日は○○からですね
カルテ
すみません前回は△△から始めると言ってましたけど…
いえ、違いますよ！今日の治療は—
書いてない！
カルテ
でも確かに聞きましたけど…
ちゃんと聞いたわ！
言いました！
言ってません！
よー
くーっ（自力まけ）
はい始めますよー

ドクターチェック！

# 時には引いてみることも大切です

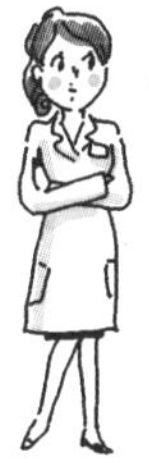

言った、言わないは医療現場でもよくあるトラブルです。そのため患者様との会話をカルテに記載したり、注意事項を文章にまとめてお渡しし承諾のサインをいただくこともあります。そこまでの内容でないと口頭で終わり、後から患者様と行き違いが生じることもありますが、相手は医療においては素人。私たち医療従事者が一歩引き、ご理解頂けなかったことを反省し、再度詳しく説明しましょう。案外患者様が「そういえば聞いたわね」と思い出すことも。

マナーのつぼ

## 大切なことほど記録に残し正しさだけを主張しない

「言った、言わない」「聞いた、聞かない」は、各業界のクレームでも上位に挙がる事柄です。これを防ぐために私の講習では、大切なことほど〝記憶〟ではなく〝記録〟に残す取り組みをおすすめしています。このケースのように、カルテに書いていなければ、患者様の記憶違いでは？と思ってしまうのかもしれません。しかしちょっと待ってください。カルテを書いた人に、書きモレがあった可能性はゼロでしょうか？まずは一度「確認してみます」と引き下がること。そして、

もし患者様が間違っていたとしても、得意気にこちらの正しさを主張しないことが大切です。**相手を言い負かして、相手に恥をかかせて、得をすることは何もありません。**相手の心の中に、「やっつけられた」という不快な感情を芽生えさせてしまうだけです。それに、患者様が勘違いをしたのだとしたら、勘違いをさせてしまったこちらにも責任があるのです。そこを反省し、改善しなければ、同じ過ちがまた起こってしまうでしょう。

治療中

# 指示は具体的に

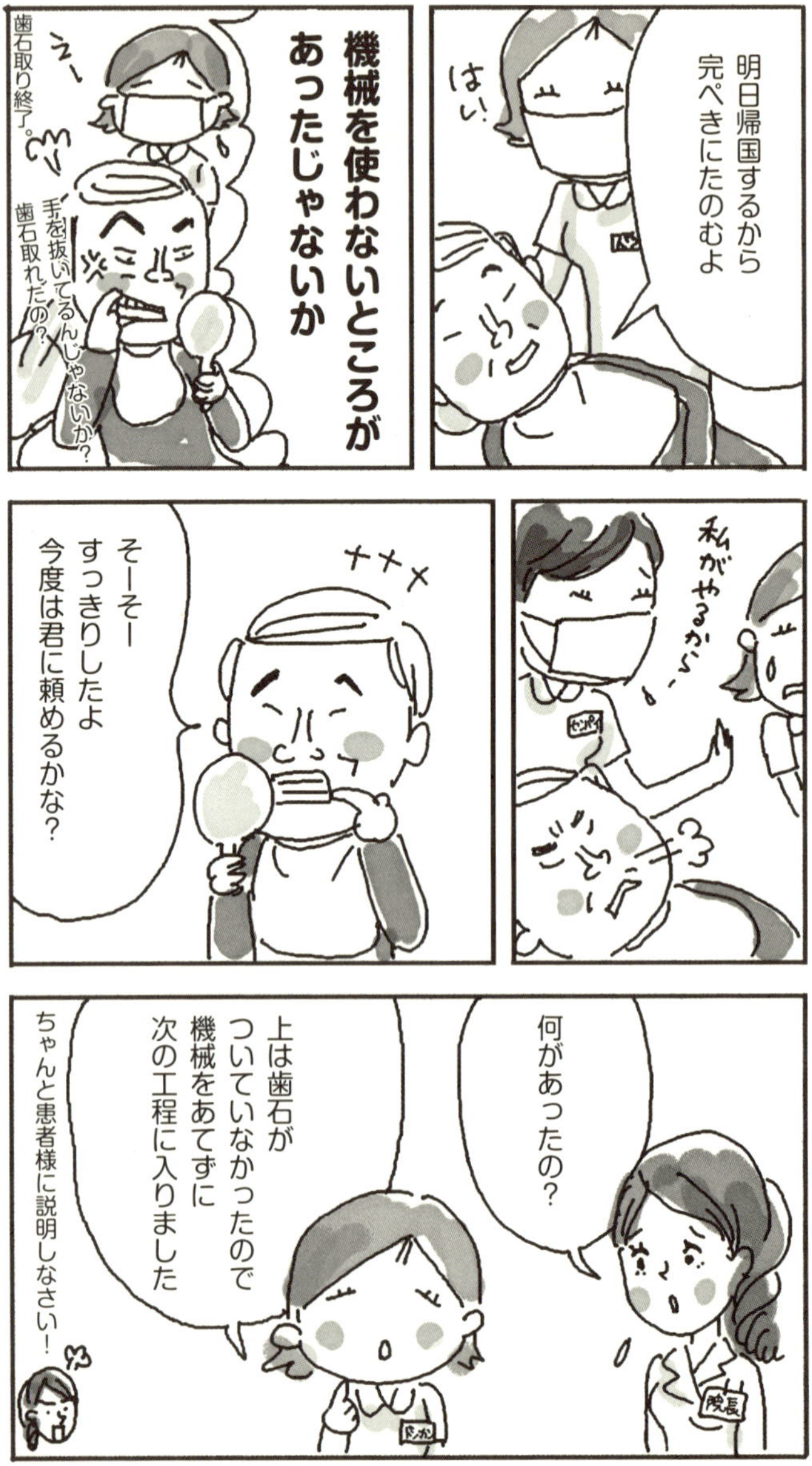

明日帰国するから完ぺきにたのむよ
はい!
機械を使わないところがあったじゃないか
えー
歯石取り終了。
手を抜いてるんじゃないか? 歯石取れたの?
私がやるから〜
そーそー すっきりしたよ 今度は君に頼めるかな?
何があったの?
上は歯石がついていなかったので機械をあてずに次の工程に入りました
ちゃんと患者様に説明しなさい!

ドクターチェック！

# インフォームドコンセントはしっかりと！

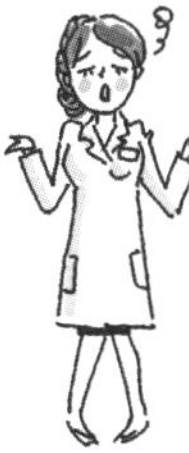

患者様の望みと私達が最良だと思う内容にズレが生じる場合があります。マンガのように、患者様にとっては「機械を当ててくれない＝歯石をとってくれない」と思い、そのままお帰りになったとしたら、「工程を省いてクリーニングされた」など悪い評判を立ててしまう可能性もあります。一生懸命やったあなたにとってもよいことはありません。患者様が納得するよう説明し、合意を得た上で進めるということを常に念頭に置いて仕事をしましょう。

マナーのつぼ

## 患者様が納得するよう理由を言葉に出して伝えましょう

「言わなくてもわかってくれ」というのは、相手に対して「察する」ことを求めるコミュニケーションです。自分がいちいち言葉で発することをしなくても、自分の欲求を相手が察して叶えてくれるもの……ということが前提になっているコミュニケーションのとり方が日常的に癖になっていると、相手が困らないよう、不安にならないよう、どのような言葉が必要になるかがイメージできないようです。何かを伝える時には、具体的に伝えることが大切です。このケースでも、「歯石がついていれば機械をあてるのだから、機械をあてなかったのは、歯石がついていなかったから」と言わなくても分かるはず……という自分勝手な思い込みが、患者様からの誤解を招いたのです。「歯石はついていないようですが、念のため機械をあてておきましょうか？」とか、しない方がいいならば、しない理由を患者様にお伝えして了承を得なければなりません。あなたの「こうするつもり」という考えは、言わなければ伝わらないのです。

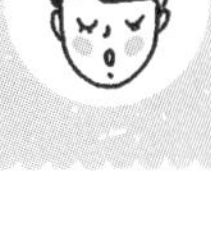

治療中

# 間違いを責めない

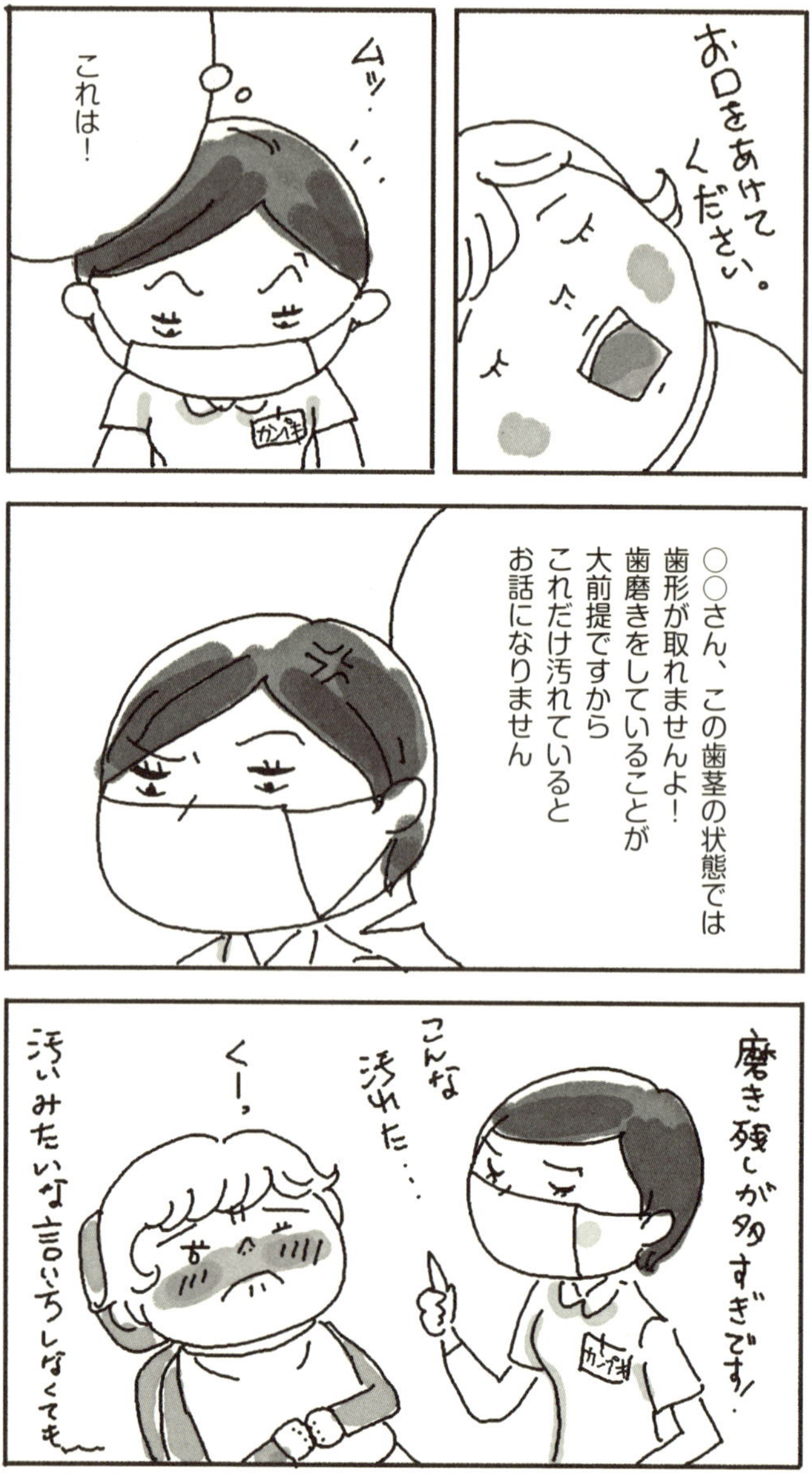

お口をあけてください。
ムッ…
これは!
○○さん、この歯茎の状態では歯形が取れませんよ!歯磨きをしていることが大前提ですからこれだけ汚れているとお話になりません
磨き残しが多すぎです!
こんな汚れた…
くー
汚いみたいな言い方しなくても〜

ドクターチェック！

# 1つ叱って9つ誉める

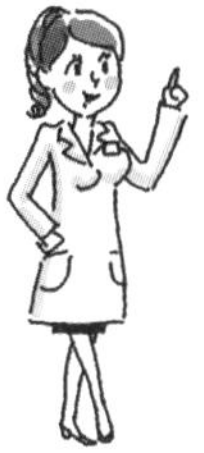

たくさんある歯科医院からあなたのクリニックを選択し、定期的に通院して下さっている貴重な患者様に、まずは感謝の気持ちを持ちましょう。「診てあげている」のではなく「診させて頂いている」という気持ちが大切です。例えどんなに口腔内が汚れていても、伝えたことを実践していなくても、頭ごなしに注意してはいけません。守ってほしいことや注意を１つ伝える時には、９つ誉めるようにしてみると、患者様も気分良く受け入れてくれるでしょう。

マナーのつぼ

## 相手を責めず一緒に解決方法を探りましょう

患者様や上司、先輩など、相手が間違っていたり、相手の足りない部分を指摘したりするのは大変難しいものです。この漫画のように正しさを笠に着て相手を責めれば、相手を傷つけたり、相手に恥をかかせたりしてしまいます。相手は、わざとあなたを怒らせたのでしょうか？もしかしたら、わかっていても出来なかったのかもしれないし、精一杯やったのに、あなたの期待するレベルではなかっただけかもしれません。子供を叱りつけるように「ダメでしょ！」と言っても、何の解決にもなりません。何故そういう状態なのか原因を探り、一緒に解決方法を考えて提案する方が、建設的なコミュニケーションと言えます。「○○さん、ここが磨ききれていないようですが、歯ブラシのあて方がうまくいっていないのかもしれませんね。皆さん難しいっておっしゃるのですよ。よろしければ、もう一度説明させていただいてもよろしいですか？」など、**へりくだって提案する姿勢が大切です。**

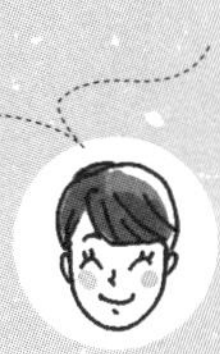

治療中

# うわさ話はタブー

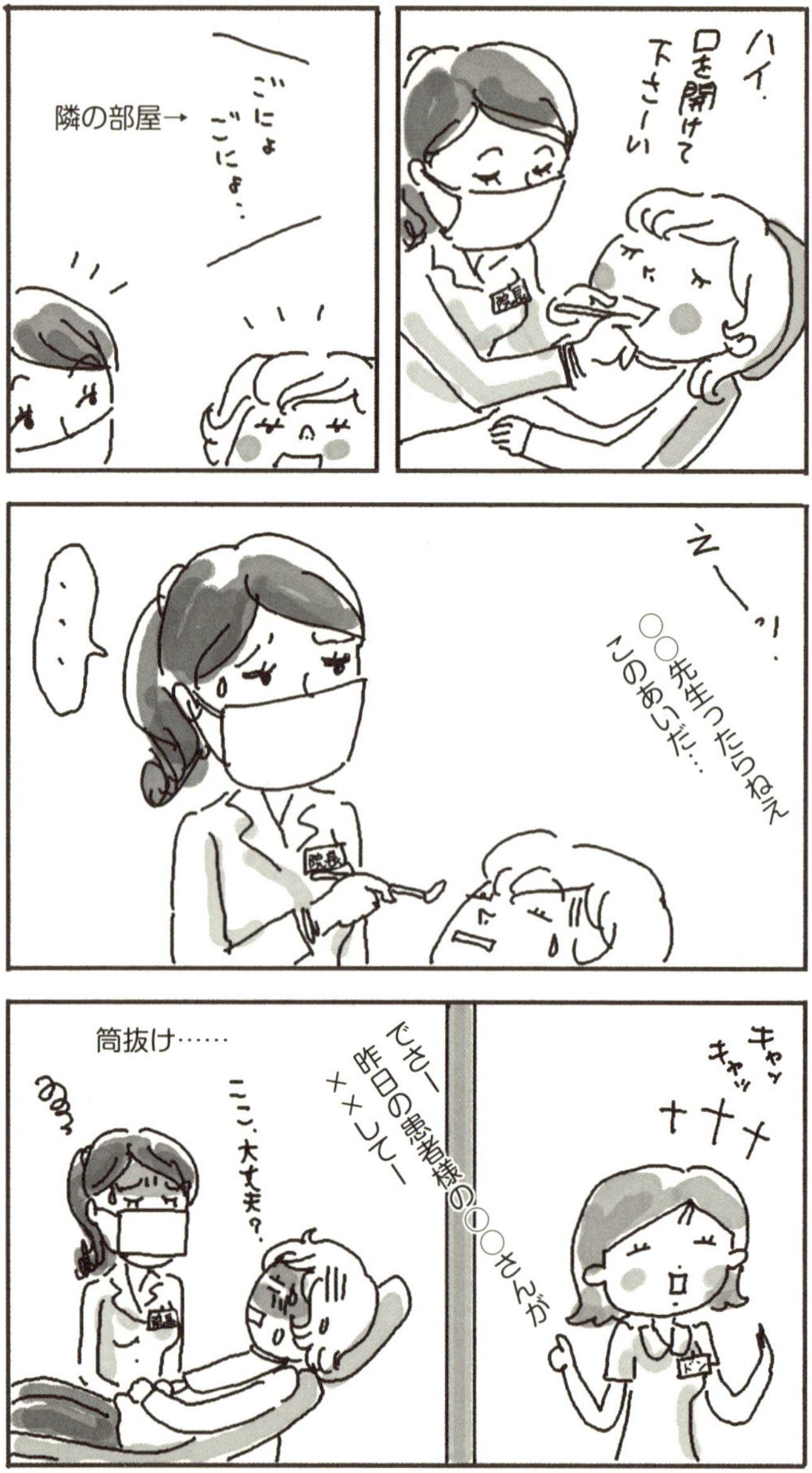

ハイ、口を開けて下さーい
隣の部屋→
ごにょごにょ…
えーっ!
○○先生ったらねぇ このあいだ…
・・・
キャッキャッ
でさー 昨日の患者様の○○さんが ××しててー
ここ、大丈夫?
筒抜け……

ドクターチェック!

# 患者様に不安を与える行為は慎んで

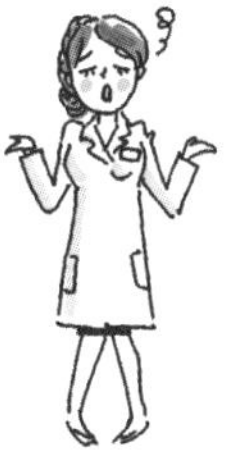

ヒソヒソ話やうわさ話は患者様に不安を与え、不信感を抱かせます。特に、ドクターが来るまでの待ち時間や、セメントや印象材の硬化待ちなど、患者様にとっては何もすることがない時間というのは〝耳がダンボ〟になっているものです。私語は慎み、話をするなら患者様を交えて会話をすること。クリニックの中だけでなく、例え外であっても患者様ネタやスタッフネタはNG。いつどこで誰が聞いているかわからないことを常に意識しましょう。

マナーのつぼ

## うわさ話はもちろん仕事で知り得たことは他言無用です!

スタッフ同士のうわさ話は厳禁です。昔の話になりますが、高校生の「あの銀行危ないらしい」という冗談半分のうわさ話が原因で、その銀行の預金を引き出す人が殺到して大騒ぎになった……ということがありました。仕事をしていれば、患者様の個人的な情報や近況、業界の色々な情報というのが耳に入ります。仕事を通して知り得た情報は、他言無用が基本です。職場はもちろん、道を歩いている時や、外食をしているお店など、どこで誰があなたの話を聞いているかわかりません。うっかり口を滑らせたことが原因で、患者様や医院に迷惑をかける結果になってしまった場合、冗談では済みません。また、職場の中で仲間と私語を交わしていれば、それだけで「緊張感のない、馴れ合った職場」という印象を与えてしまいます。誰かのうわさ話をすれば、それを耳にした人は「自分の話もされているのではないか」と不安になるものです。医院の信用の為にも、あなたの信用を失わない為にも、**口は災いの元**と心得ましょう。

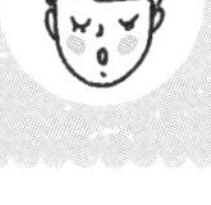

治療中

# 自意識過剰にもほどがある

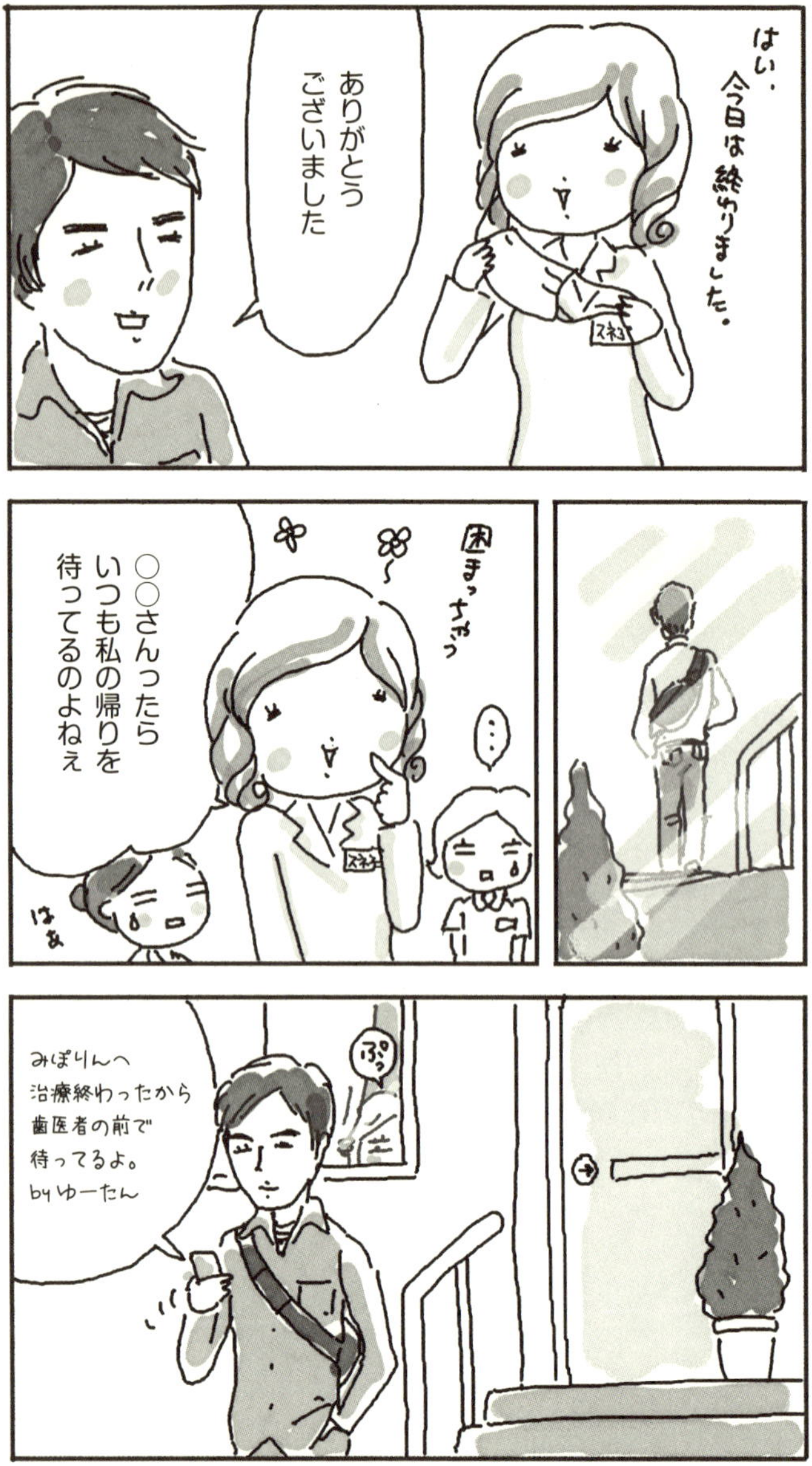
はい、今日は終わりました。
ありがとうございました
困まっちゃう
…
○○さんったらいつも私の帰りを待ってるのよねぇ
はぁ
みぽりんへ
治療終わったから
歯医者の前で
待ってるよ。
byゆーたん
ぷっ

ドクターチェック！

# 勘違いから生まれる自信は迷惑です

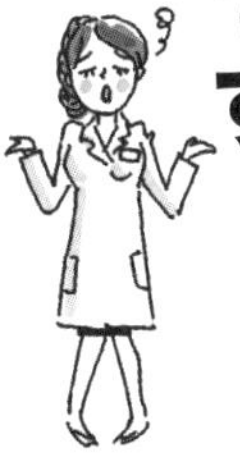

本当にこういった勘違いをしている人がいるので驚きです。私たちが患者様へ気を遣うように、患者様も私たち医療従事者には気を遣ってくれているものです。社交辞令で言った言葉を本気で受け取ったり、患者様の行為を自分に都合のいいように解釈する前に、まずはひと呼吸おいて「自分の思い違いかな？」と謙虚な気持ちを持つようにしてください。ただしストーカーのような行為が実際にあれば、スタッフに言う前に、院長にきちんと相談しましょう。

マナーのつぼ

## 公私の区別をしっかりつけて。深刻な事態は相談を

**自意識過剰もいいところですね（苦笑）。このケースは単なる思い過ごしであり、大きな勘違い……という笑い話で済みましたが、実際には複雑な事例もあります。例えばカウンセリングの現場では、女性のクライアントが男性のカウンセラーに恋をしてしまう……ということが起こるケースがあります。それは、自分の話を黙って聞いてくれて、この人は私のことを理解してくれていると思うと、「優しくしてくれるのは、私を受け入れてくれているからだ！」と勘違いをしてしまうのです。相手は仕事でしていることなのですが、その判断がつかなくなっているのです。恋をすると、何でもないことでもいい意味に解釈したくなるものですから。もしも、仕事として接しているだけなのに患者様を勘違いさせてしまうようなことがあり、相手の行動がストーカーのように度を越すような時は、きちんと医院に相談をしましょう。そうでない限りは、面白おかしく茶化されれば、患者様も迷惑です。**

対患者様編

# CHECK!!

3

電話で予約変更をお断りするときは、別の日時を提案し、誘導するよう心がけている。

□

4

来院した患者様と目が合ったら、たとえ手が離せなくてもしっかり相手の目を見て会釈をしている。

□

6

治療前、きちんと自己紹介とあいさつをしている。

□

9

患者様への注意事項などは否定で終わらせず、相手の気が滅入らないよう肯定的な表現を心がけている。

□

10

治療室では決して患者様や医院内の噂話はしないよう心がけている。

□

# あなたの マナーありえない度を

1

電話対応時、相手のフルネームをきちんと復唱している。

□

2

電話対応時、その時の院内の現状をしっかり確認してから電話に答えている。

□

5

患者様が気持ちよく治療を受けられる清潔で好感度の高い身だしなみを常に心がけている。

□

7

治療中、たとえ患者様の発言が間違っていても、頭ごなしに否定はしない。

□

8

患者様の発言は最後まできちんと聞くようにし、途中で言葉をかぶせないよう注意している。

□



判定はP126へ(P116の結果と合算して判定しましょう)

# 患者様の心をつかむコミュニケーション術

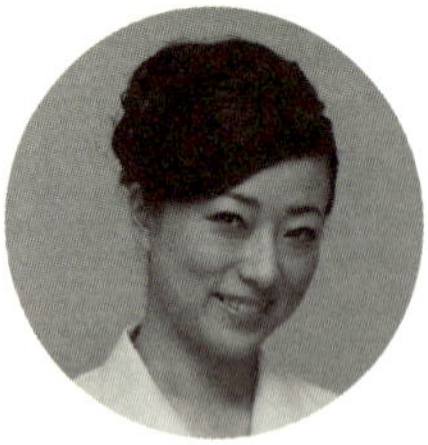

プチ対談 ❶

**古城**　最近現場でも「スキルアップ」ということがよく言われますが、セミナーで学んできたことがそのまま一般臨床で使えるかというと、そうではないんですよね。理想論と現場ではギャップがあります。それを患者様に対して押し付けてしまうスタッフもいます。自分の中だけでこだわりすぎてしまって理想論をふりかざしてしまうと、患者様はその医院から離れてしまいます。

**加藤**　自分自身のスキルアップに患者様をつき合わせてしまっているわけですね。

**古城**　まず最初にやるべきことは、患者様が勇気をふりしぼって治療に来てくれたことをたたえることです。そして痛みを止めたり、患者様が訴えていることに応えてあげながら、コミュニケーションを取っていく。徐々に、段階を追ってやっていくべきことなのです。患者様とのコミュニケーションも取れていないのに、理想論だけを押し付けてしまっては、心をつかむどころか患者様を逃してしまいます。

**加藤**　患者様のことが見えていないんですよね。自分だけになってしまっている。営業職の方にもいらっしゃいます。売ることだけに必死で、お客様の話を聞かない方が……。

**古城**　患者様が何を考え、何を求めているのか、常に考え、誠意をもって臨機応変に対応することが大切ですね。そうすればきっと信頼関係が築けるはずです。

# 医療におけるプロとは

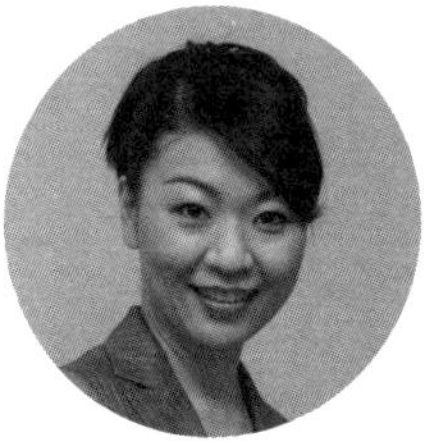

プチ対談 2

**古城**　患者様とのコミュニケーションとつながることですが、患者様が何を求めているのか常に考え、それに対して精一杯応えてあげることがプロの仕事だと思うんですよね。ただ流れ作業で同じことをやっているのはプロの仕事ではありません。ただの給料泥棒です。

**加藤**　会社ではプロの仕事に対してチャージが派生しているわけですから。仕事に対する意識の問題ですよね。きちんと自分の仕事がわかっていて、この仕事で何がやりたいとか、人の役に立ちたいとか、こういうことを実現させたいと思っている人たちは、向上したり、改善しようと努力するはずです。そうすると、ただ優しく言われただけでは改善できないので、自分がどうすればいいか教えてもらいたいと自然と思うようになりますね。

**古城**　医療に限っていえば、仕事ではあっても、どこかにボランティア精神のようなものがないと務まらないかもしれません。時間にしてもきっちりと決まった時間に仕事が終わるとは限りません。患者様が遅れたり、麻酔が効かなくて時間が過ぎる場合もあります。そういうことも含めて自分の仕事だと思えないと、難しいですね。

**加藤**　技術と対人能力、そしてホスピタリティやボランティアといったマインドの部分。この3つが重なって初めて、医療人としてのプロといえるのでしょうね。自分自身にとっても、医院や患者様にとってもすべてがプラスとなるはずです。

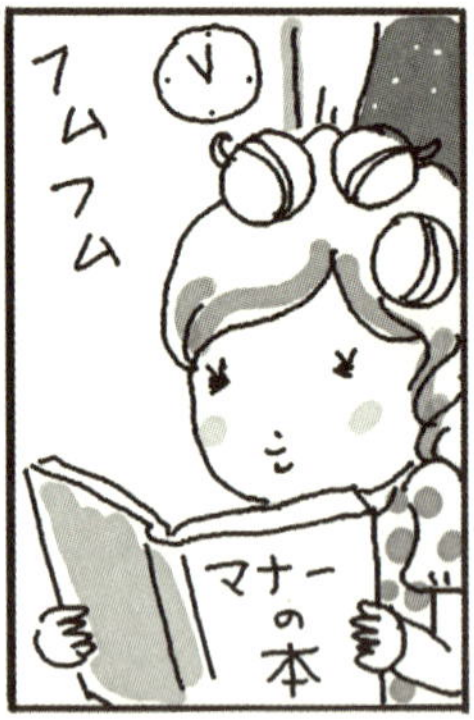
フムフム
マナーの本

第2章

# 対スタッフ編

スタッフ間の人間関係が
円滑にいっている医院の空気は明るく、
それは患者様にも
ストレートに伝わります。
患者様にとって快適な医院となるために
スタッフ間で心得ておくべきマナーを
熟知しましょう。

スタッフ ❶

# 独断で決めない！

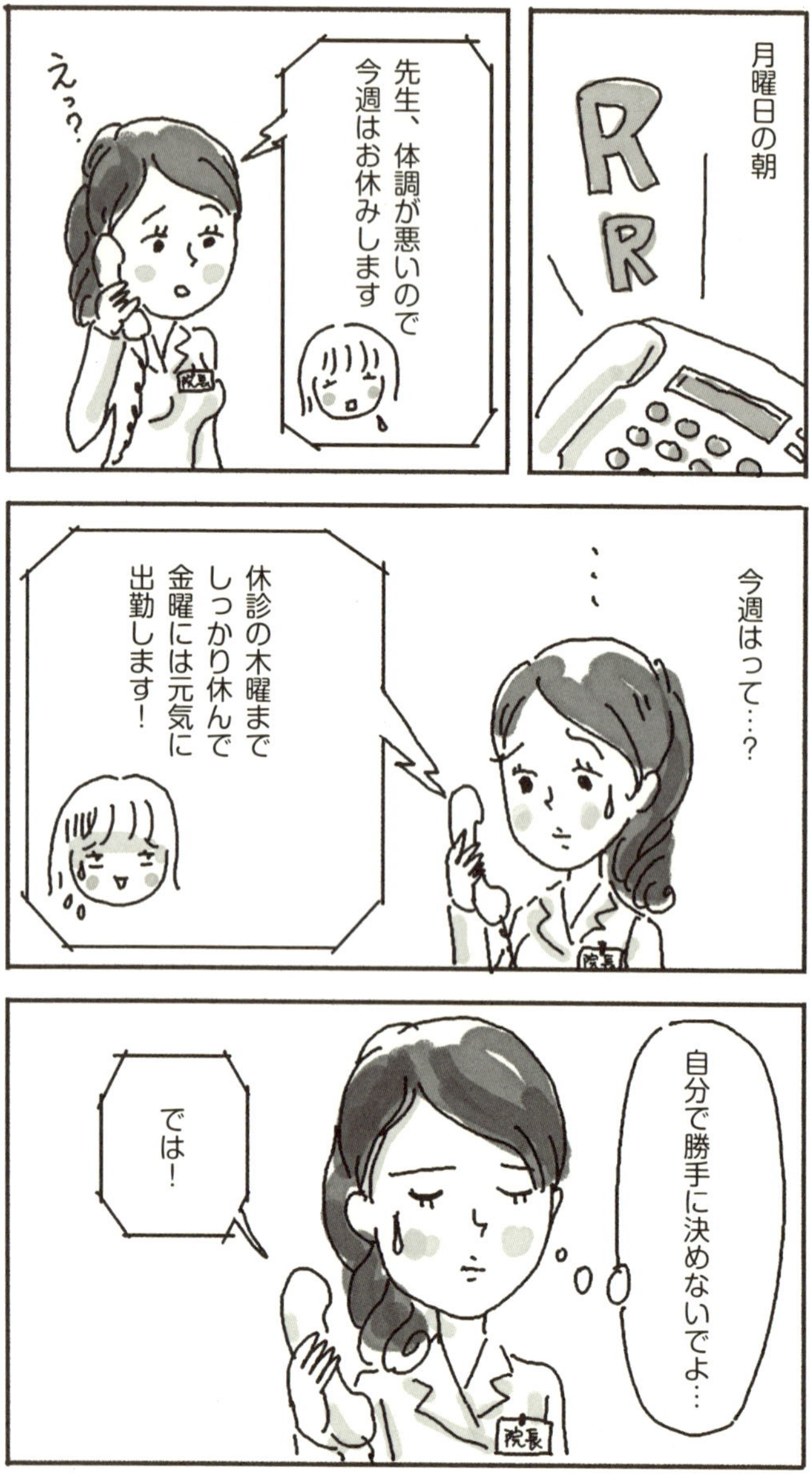
月曜日の朝
RR
先生、体調が悪いので今週はお休みします
えっ？
今週はって…？
…
休診の木曜までしっかり休んで金曜には元気に出勤します！
自分で勝手に決めないでよ…
では！

ドクターチェック!

# 医療はチームプレー。周囲のことも考えて

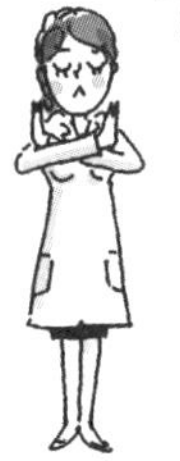

身体あっての仕事なので体調が悪いときに無理をすることはありません。しかし体調管理も仕事のひとつ。休む時には申し訳ないという謙虚な姿勢が大切です。私達はチーム医療なので、個人プレーは原則として厳禁です。自分ひとりが休むと先生やスタッフ、何より患者様に迷惑をかけるということを普段から念頭に置いて仕事をするよう心がけましょう。仕事を休むほどの症状の時はきちんと病院で診て頂き、指示に従って院長に相談の上でお休みを取りましょう。

マナーのつぼ

## まず必要なのは上司や先輩に相談すること

このマンガのように、体調が悪くて仕事をお休みしたい場合、まずしなければならないことは、「相談」です。あなたが出社すべきか、休むべきかの決定権は、本来上司や先輩などの職場の責任者にあります。だからこそ、まずは「休んでもよろしいでしょうか?」と伺わなければなりません。いきなり「休みます!」では、自分で決めたことを上司に報告しただけです。これでは、上司や先輩に対して「私の言うことを聞きなさい!」と命令しているのと同じことになってしまいます。体調のことだけではありません。例えば天候の影響で、最寄り駅の電車が運休になってしまったとか、何かの事情で出社が遅れるとか、そういった場合もすべて、まず必要なのは「相談」なのです。このマンガの場合で考えると、「患者様や職場の方へ風邪をうつしてはいけない!」という思いからの発言だったのかもしれません。しかし、本当に周りを思いやるならば、休まなくていいように自分自身の体調管理をしっかりするべきです。

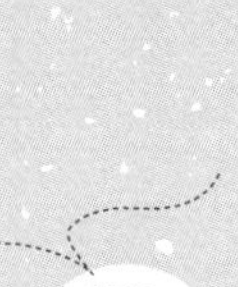

# 起承転結で伝えて ①

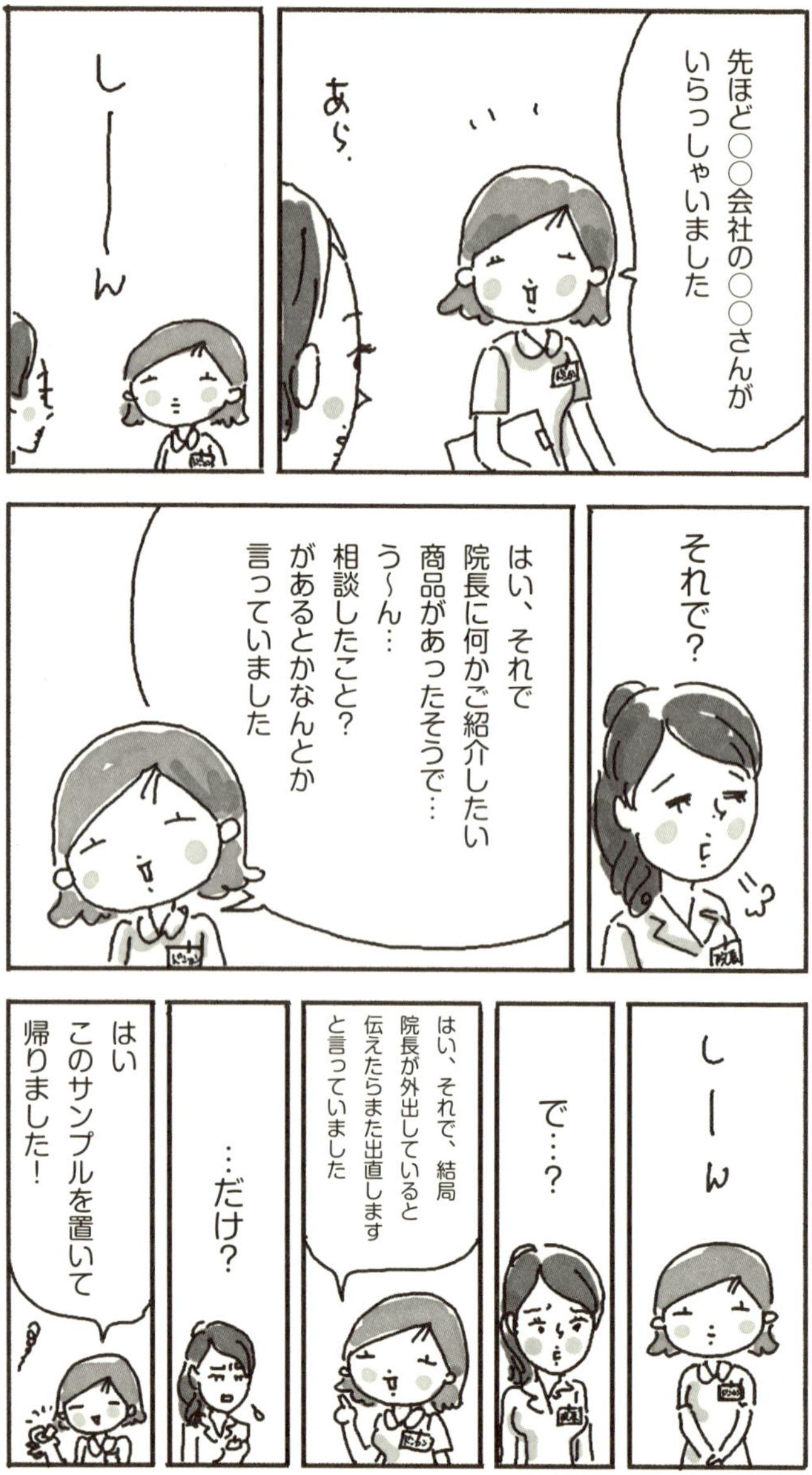
先ほど○○会社の○○さんがいらっしゃいました
あら.
し――――ん
それで?
はい、それで院長に何かご紹介したい商品があったそうで…う～ん…相談したこと?があるとかなんとか言っていました
し―ん
で…?
はい、それで、結局院長が外出していると伝えたらまた出直しますと言っていました
…だけ?
はいこのサンプルを置いて帰りました!

ドクターチェック！

# 相手に理解してもらえるような伝え方で！

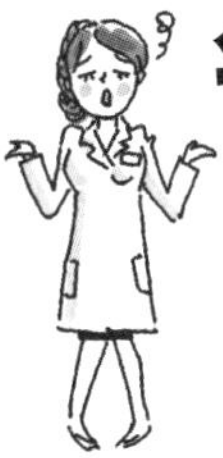

最初から、伝えたいことを1つにまとめて言うように心がけましょう。相手が聞けば答える、聞かなければ答えないでは、本当に伝えたいことが相手に伝わらない恐れが出てきます。例えば電話や来客の対応をスタッフがした場合、正確な情報を院長に伝えないと、後からトラブルの元になることも少なくありません。単語だけをただ並べるのではなく、自分が伝えたいことを一度頭の中でしっかり整理し、起承転結を考えた文章で報告しましょう。

マナーのつぼ

## いつ、どこで、誰が…報告に必要な情報は「6W2H」で確認して

報告に必要なことは、6W2Hです。6Wとは、when（いつ）・where（どこで）・who（誰が）・whom（誰に）・What（何を）・why（何故）です。2Hとは、How to（どのように）・How much（いくらで 又は どれだけ）です。これだけの情報がきちんと整理されていないと、相手に伝える内容としては、モレがあるということです。このマンガのように、相手に促されないと次の内容を話さない……というのは、「何を伝えなければいけないか、伝える人が理解していない」という可能性があります。相手が何を伝えて欲しいのかが分からなければ、まずは基本に忠実になることが大切です。もしかしたら、情報が足りなくて、6W2Hの中の何かを、情報発信者に質問をし、確認しなければならないケースも出てくるかもしれません。あなたが何かを聞くとき、伝えるとき、情報にモレがないか、6W2Hにあてはめてもう一度チェックしてみましょう。

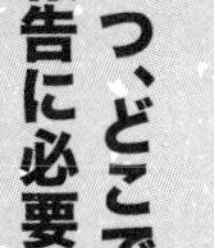

スタッフ ❸

# 起承転結で伝えて ②

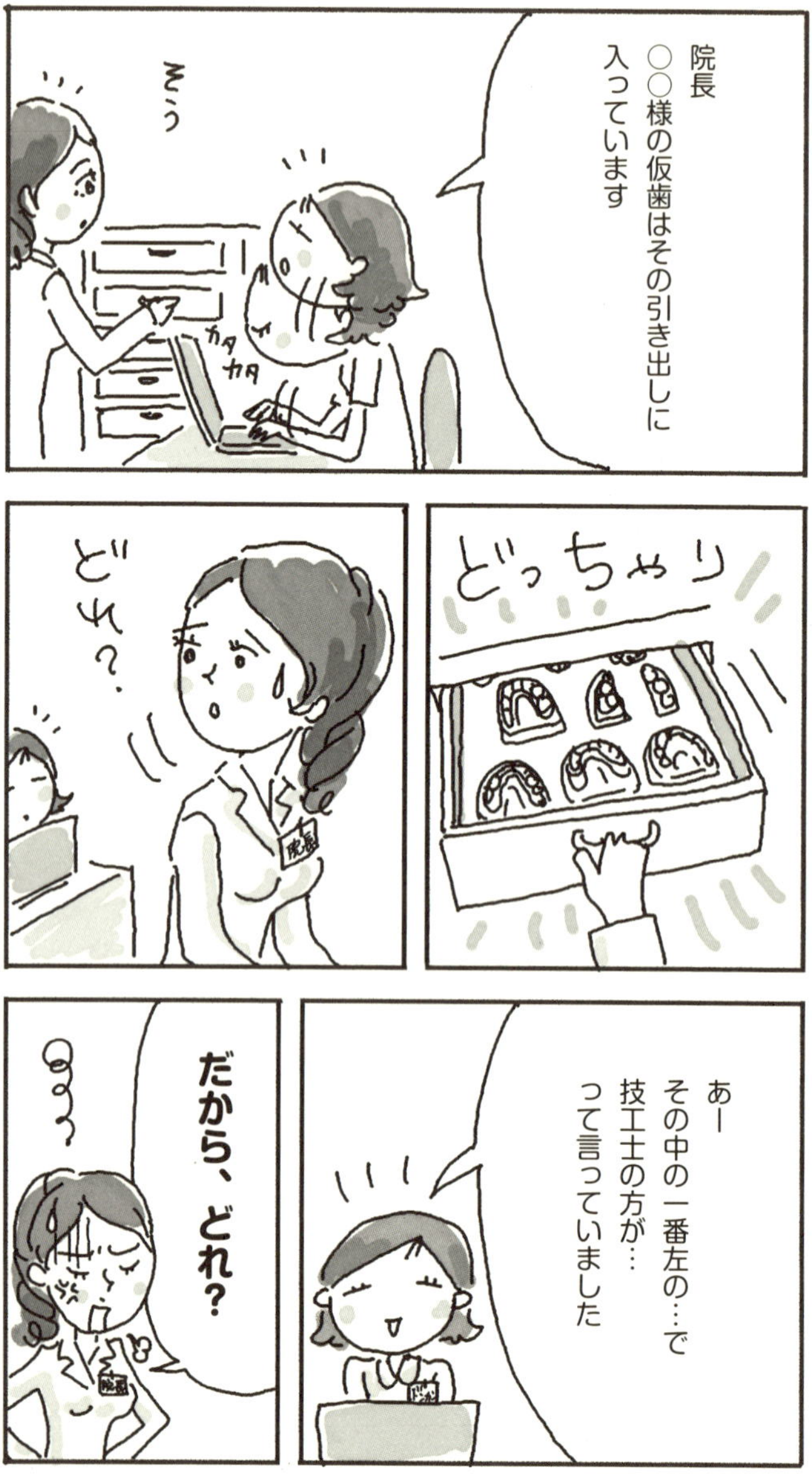
院長
○○様の仮歯はその引き出しに入っています
そう
カタ
カタ
どっちゃり
どれ？
あー
その中の一番左の…で
技工士の方が…
って言っていました
だから、どれ？

ドクターチェック！

# 相手が必要な情報をしっかり伝えて！

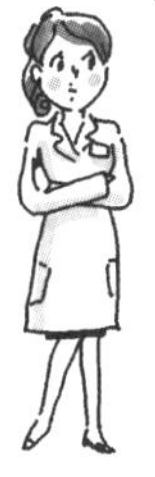

このマンガのように、自分が治療上とても重要な情報を持っているのに、その重要性に全く気づかず、正確に情報を伝えられないケースはよくあることです。これも起承転結を考えて話をすればすんなりと理解してもらえるはずです。スタッフ間の伝達ミスがそのまま治療のミスへつながることもあるので、たとえどんな内容であっても相手が必要だと思う情報をすべて伝えるように、日ごろから癖をつけておきましょう。

マナーのつぼ

## 結果だけ言うのでなく 順を追って 正確な情報を伝えましょう

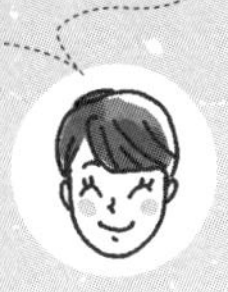

話をする時に「結果から話す」ことは大切です。しかし、「結果しか言わない」のは困ります。聞く側にとっては、何の話かさっぱりわかりません。例えば唐突に「やっぱり私、行くのをやめる！」と言われたとしたら、「一体何の話?!」と思います。話を聞いている方も、仕事やプライベートで日々色々な情報を得て、すぐに使わない情報は、記憶の引き出しの奥へ入れています。だから、あなたの少ない言葉から、「ＯＫ！あの事ね！」と期待通りに理解してくれる……なんて都合のいいことは起こりません。推理ゲームではないのです。言わなくても分かってくれるはずとは思わない方がいいということです。もしかしたら、自分よりも知識や経験が豊富な先輩や上司に、アレコレと細かい話をするのは、逆に失礼なのではないか……と考えてしまう方がいるかもしれませんが、そんな心配は全くいりません。先輩や上司も、あなたからの正確な報告や連絡を、頼りにしているのです。

スタッフ ❹

# 返事は基本！

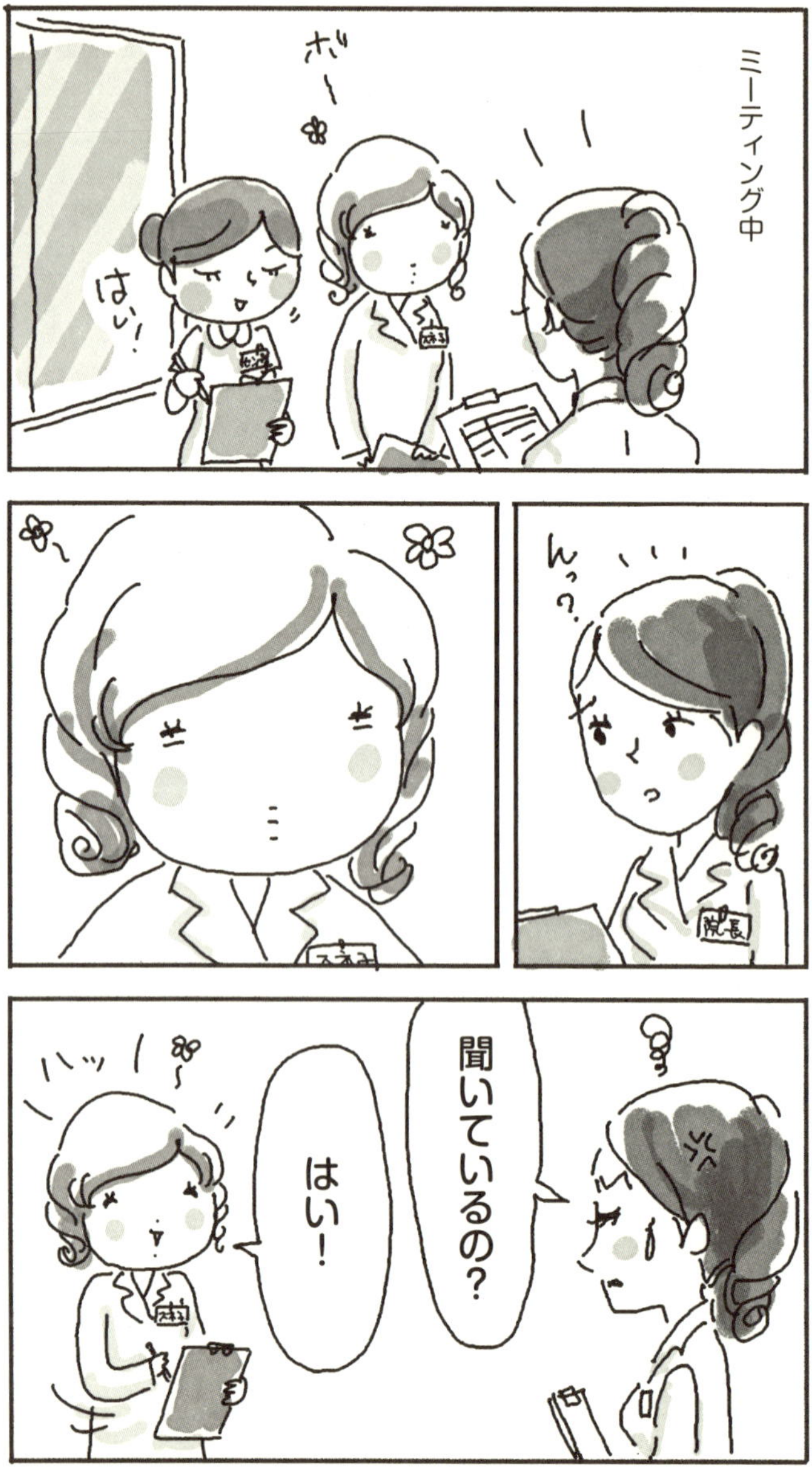
ミーティング中
ボ〜
はい！
んっ？
聞いているの？
はい！
ハッ

ドクターチェック！

# 受け答えの返事はしっかりと！

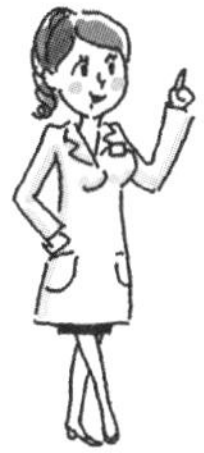

人の話を、聞く耳を持って聞いているのと、ただ聞こえているだけなのとでは大違いです。相手の言っていることを理解しているなら、きちんと「はい」と言って受け答えをし、大切なことはメモを取ること。たとえポーズでも、話をしている相手は「わかってくれているのね」という安心感を抱けます。スタッフ間でそれが徹底されていないと患者様にも同じことをしてしまい、不安を与える場合もあります。普段から受け答えの返事を習慣付けましょう。

マナーのつぼ

## 理解していることを発信し、お互いに伝え合いましょう

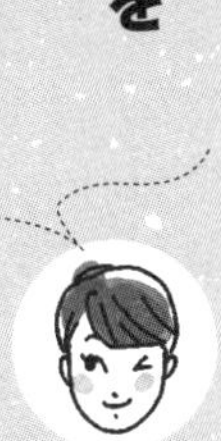

私が、色々な企業へ伺ってとても気になるのが、一対一だと反応してくれるのに、一対複数になると途端に返事をしなくなる……という現象です。どうしてそういうことが起きるかというと、自分事として捉えていなかったり、自分がしなくてもきっと誰かがするだろうと思っていたりするからです。朝礼やミーティングで返事をしない方々は、ただ聞けばいいとか、ちゃんと聞いているのだから問題がないと考えがちです。これは大きな間違いです。コミュニケーションは、いつも双方向でなければなりません。つまり、情報を聞いている（受信している）側も、「理解できている」ということを自分から発信しなければならないのです。具体的には、相槌を打つということです。言葉にするのは抵抗があるならば、相手に**伝わるくらいうなずく**ことです。お互いに「伝え合う」ことで、相手を不安にさせないだけではなく、ミーティングの場に活気が生まれるというメリットもありますよ！

スタッフ 5

# しっかり引き継ぎを

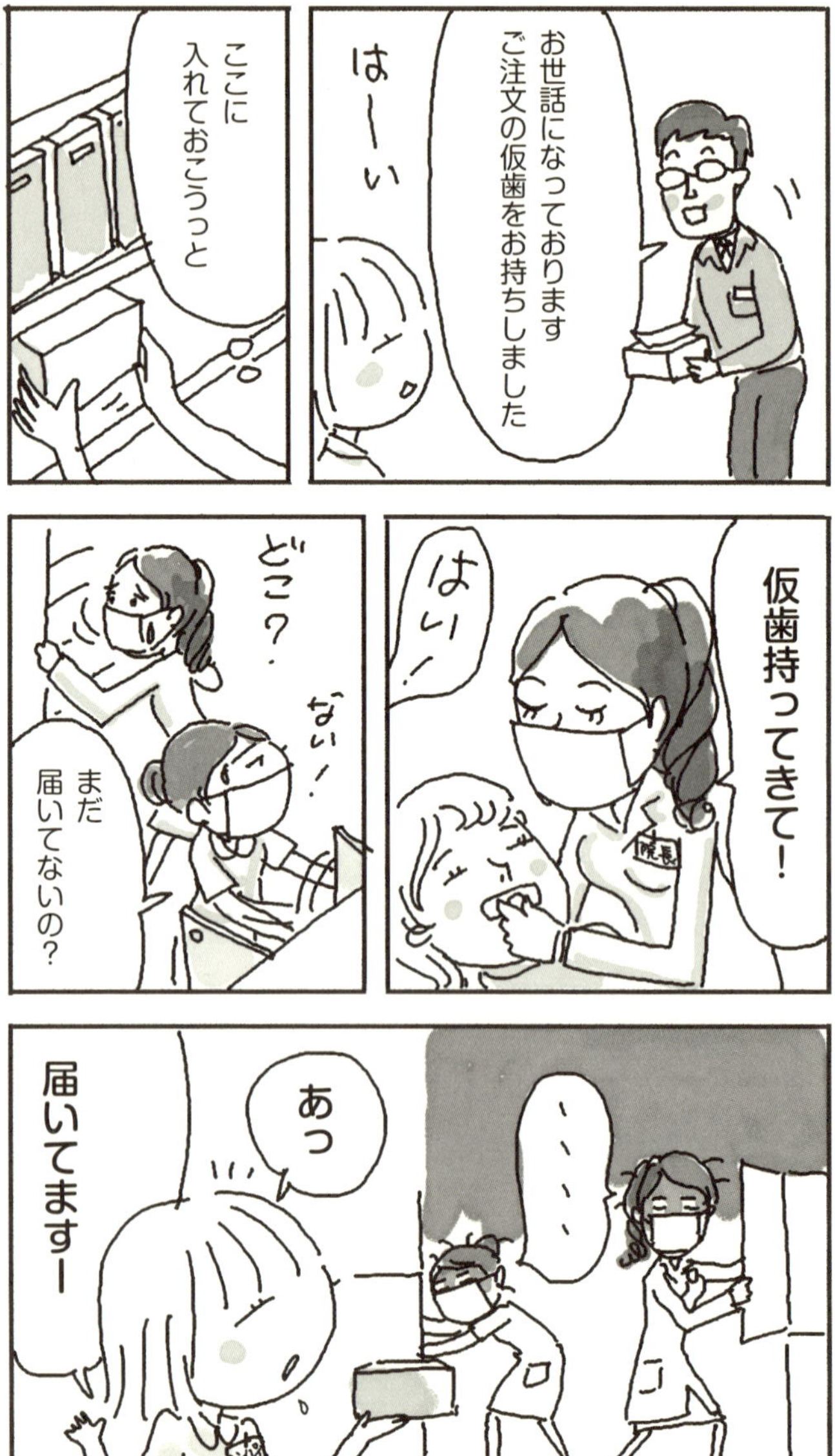

お世話になっております ご注文の仮歯をお持ちしました
はーい
ここに入れておこうっと
仮歯持ってきて!
はい!
どこ?
ない!
まだ届いてないの?
届いてますー
あっ
・・・・

ドクターチェック！

# 「自分だけ」は医療の現場では通用しません

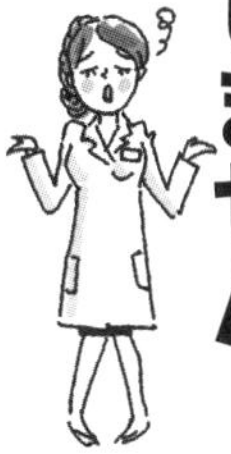

自分だけが知っていても、自分がいない時、気づかない時にだれがどうやってそれを理解できるのか……。考えたら分かることですが、自分だけで終わりにしている人は意外に多いのです。常に「チーム医療」ということを念頭に置けば防げることなのですが。医療の現場において事前準備は必要不可欠なことなので、カルテへの記載やスタッフ間の伝達が徹底されていないと、患者様に提供する医療のレベルが落ちる場合がありますので、注意していきましょう。

マナーのつぼ

## スタッフ間で連絡や報告のルールを決めておきましょう

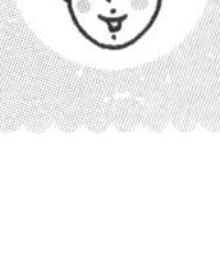

**情報の独り占めはやめましょう。引継ぎされていないことで、無駄な作業が生まれたり、迅速な対応ができなかったり、誰かに迷惑をかけてしまいます。いつでもどこでもみんな一緒という訳ではありません。働く時間帯が違ったり、それぞれ担当していることが違ったりすれば、知っていること、知らないことが出てきます。その都度全員が集まって話し合えるわけではありません。言い忘れたといううっかりミスも気をつけたいところですが、たまに「私がすればいいと思ったから」と言う方がいます。この考え方ではダメなのです。身体は一つしかないので、必要な時に自分が動けるとは限らないからです。では、どうするか。みんなの中で、連絡や報告のルールを決めておくことです。例えば、忙しいと声を掛けるタイミングを失うことがあります。声を掛けられなければ、メモを貼ることにしよう……など、きちんと話し合って、お互いに仕事をしやすいルールを作っていきましょう。**

スタッフ ❻

# 黙って消えない

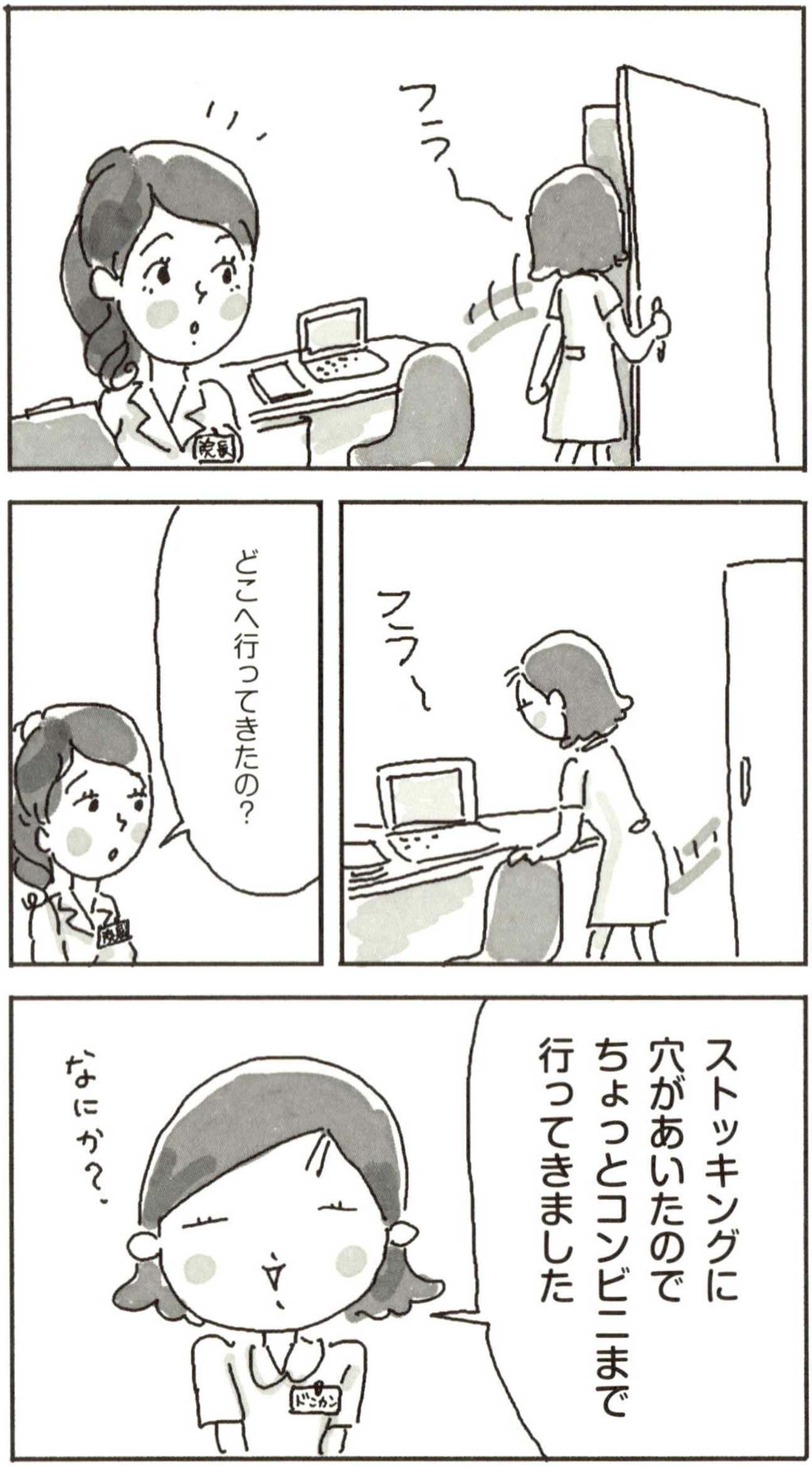

フラ〜
フラ〜
どこへ行ってきたの？
ストッキングに穴があいたのでちょっとコンビニまで行ってきました
なにか？

ドクターチェック！

# 無断で出入りするのは絶対にNG！

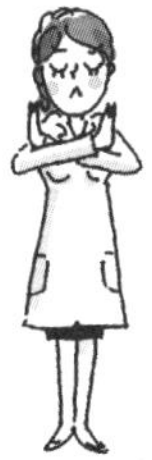

そこにいるはずのスタッフが急にいなくなると段取りが変わってしまいます。やむを得ない用事やお手洗いなどで席を外すときには、ひと言かけてさえくれれば、周囲が最初から意識を持ってフォローできる体制を取れます。どんな時でもどんな用事でも無断で誰にも伝えずに外出することは絶対にやめましょう。これはドクターでも同じこと。必ず周りにひと声かけて、スタッフ全員とまではいいませんが、自分以外の誰かに不在にすることを伝えましょう。

マナーのつぼ

## 仲間に行き先、目的、戻り時間を伝えて。戻ったら必ずお礼を

例えばバスケットボールの試合で、いると思ってパスを出したら、そのポジションにいるはずの選手がいない！見回してみたら、コートの外でお弁当を食べている！あとで理由を聞いたら「お腹すいちゃって」と言われたとします。あなたならどうしますか？自分勝手な行動をされたら、仲間としてプレーできませんよね。職場の中も、同じことなのです。みんなそれぞれ色々なポジションで、様々な仕事を分担して行っています。ですから、ポジションを離れるときには、チームメイトに声を掛けて、自分のポジションは他の方にフォローしてもらう必要があります。チームメイトは、何のために、どれくらいの時間、そのポジションをフォローする必要があるのか知りたいはずです。だからこそ、職場を離れるときには、行き先、目的、戻り時間をきちんと伝えましょう。そして、戻って来たら自分をフォローしてくれた仲間に、戻ったというひと言と「ありがとう」を言いたいですね。

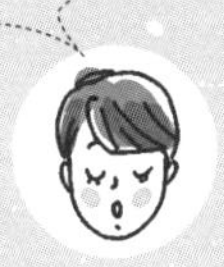

スタッフ 7

# 聞く耳をもって

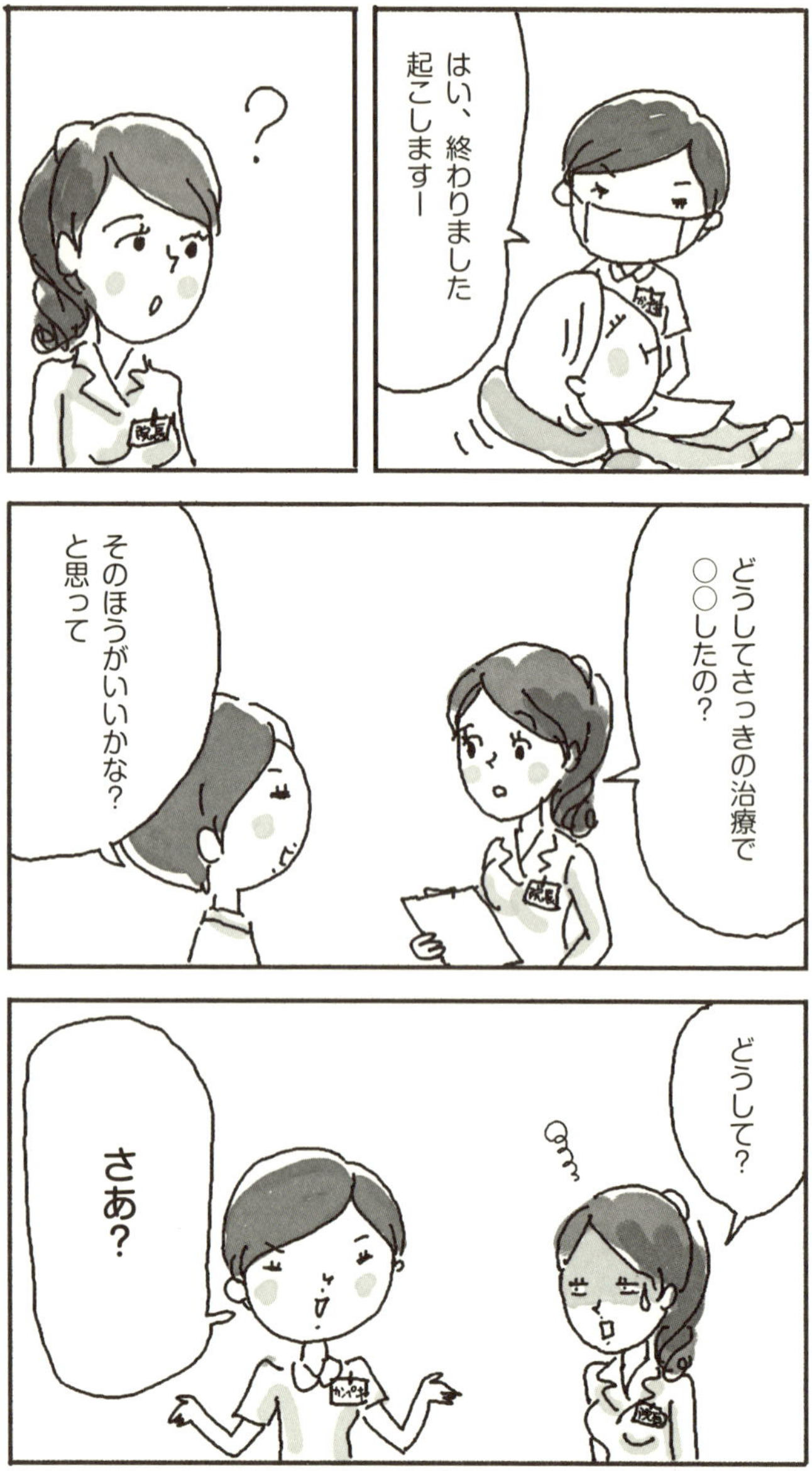
はい、終わりました
起こしますー
?
どうしてさっきの治療で
○○したの?
そのほうがいいかな?
と思って
どうして?
さあ?

ドクターチェック!

# 独断で無責任な行動を取るのはやめて

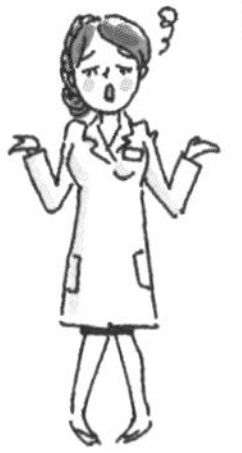

指示されていないことを自分の判断だけで行う時には、必ず確認を取ってからやってもらいたいのです。医療の現場では、確認を取らずにやったことで治療結果が全く違ってしまう場合があるので危険です。患者様は私たちを信用し、無防備に口を空けてくださっているのです。その患者様に対して責任を持った行動を心掛けるようにしましょう。やってしまった後に、患者様から「あなたがそうしたでしょ?」と言われたら、自分自身も困るはずです。

マナーのつぼ

## 正義感をふりかざす独りよがりは危険です。謙虚な姿勢を忘れずに

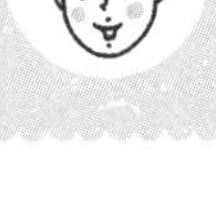

仕事に慣れてくると、自分なりの判断でやりたくなる時期があります。仕事にやりがいを持ったり、自信が出てきたり、勉強熱心なのは素晴らしいことですが、独りよがりになってしまっては、せっかくのやる気も空回りしてしまいます。以前、知り合いの通訳の方から「新人ほど辞書を持たず、ベテランほど辞書を多く持ち歩く」と聞いたことがあります。これは、知れば知るほど物事の奥深さを知り、その仕事の前で謙虚になるという話です。経験を積めば積むほど、仕事の怖さがわかるので、「これでいいのだ」という傲慢な考えにはなれないものです。沢山の失敗や、想像していなかったような出来事に遭遇し、自分の小ささを知ったり、「できた」「わかった」と思ったその先に、まだまだ自分の知らないことやできないことが数多くあるのを思い知らされたりするのです。自分なりの正義感を押し通す前に、その職場で行われている仕事のやり方の意味を、自分がどれだけ理解しているのか見直してみましょう。

スタッフ ❽

# 言い訳をしない ①

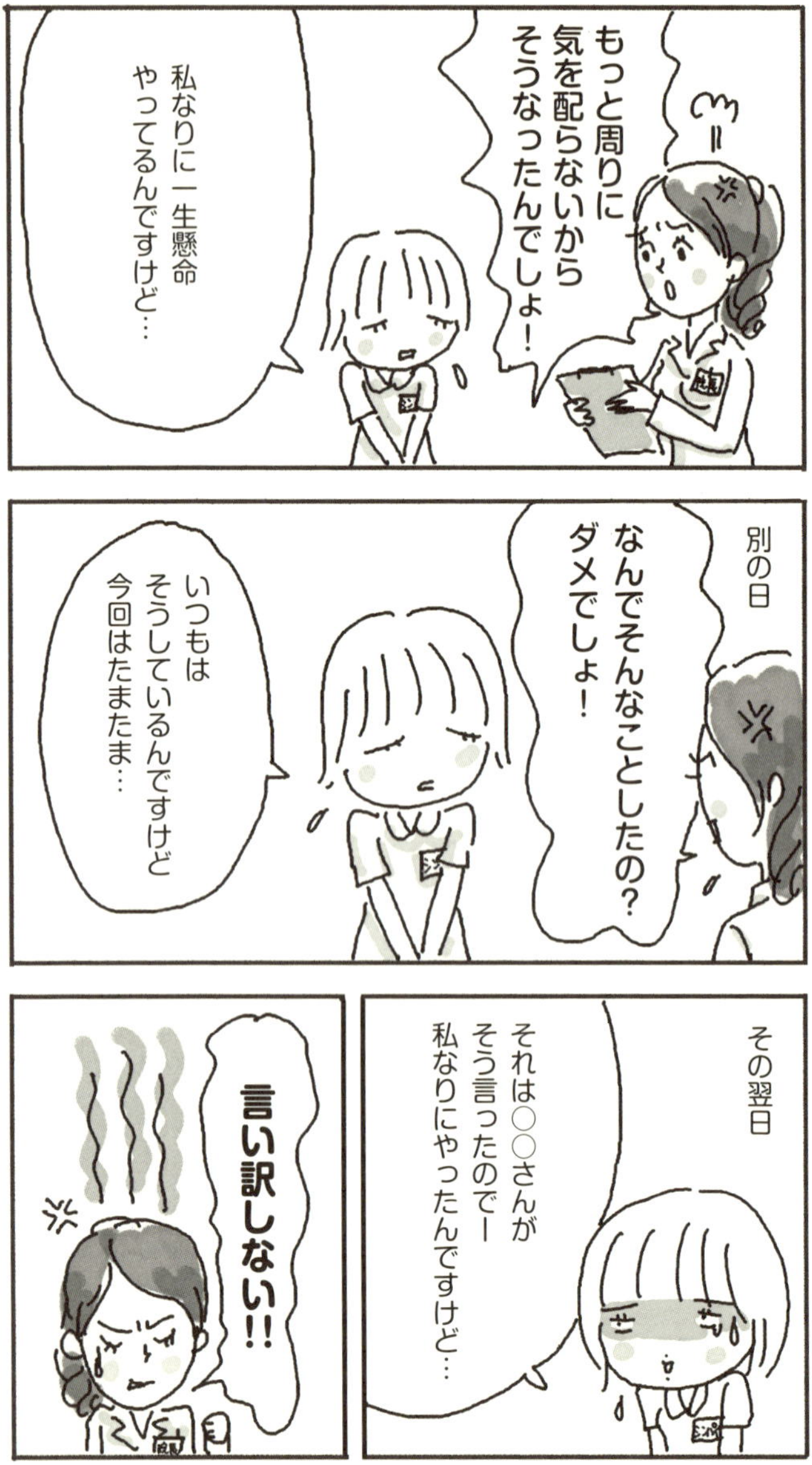

もっと周りに気を配らないからそうなったんでしょ！
私なりに一生懸命やってるんですけど…
別の日
なんでそんなことしたの？ダメでしょ！
いつもはそうしているんですけど今回はたまたま…
その翌日
それは○○さんがそう言ったので－私なりにやったんですけど…
言い訳しない!!

ドクターチェック！

# 注意を謙虚に受け止め次につなげて

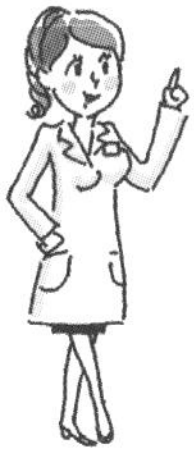

私たちは医療を提供しているのでミスは許されません。でも人間が行うことなので、どんなに完璧な仕事をしていても、小さなミスが起こる可能性はゼロとはいえません。最大限の注意を払っていたにもかかわらず起こったミスに対して、院長や先輩に注意してもらったとき、それを謙虚に受け止め、次からそのミスを繰り返さないように結果につなげていくことが大切です。マンガのような言い訳は逆に見苦しいだけなので絶対にやめましょう。

マナーのつぼ

## 言い訳をする時間があるなら早くミスの原因を突き止め対策を考えましょう

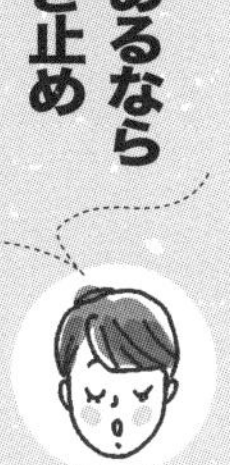

**医療の現場ならば、一瞬の小さなミスが患者様の人生に大きく影響してしまう危険性もあることでしょう。だからこそ心掛けなければならないのは、なるべくミスを少なくする工夫です。なぜなら、ゼロで当たり前という世界だからです。何が原因で、そのミスが起きましたか？うっかり？それともあなたの考え方？それともあなたの癖？もしかしたら、その原因が、今後大きなミスを引き起こしてしまうかもしれないのです。原因がわかったら、同じことを繰り返さないために何をすればいいのかを考えなければなりません。ミスをミスのままにしておけませんから、その処理をするために余計な仕事も増えます。いかがですか？言い訳している場合ではないのです。あなたがミスを認めてお詫びをしなければ、話は先に進みません。潔く認めてすぐに対策を考えていきましょう。**

スタッフ ❾

# 言い訳をしない ②

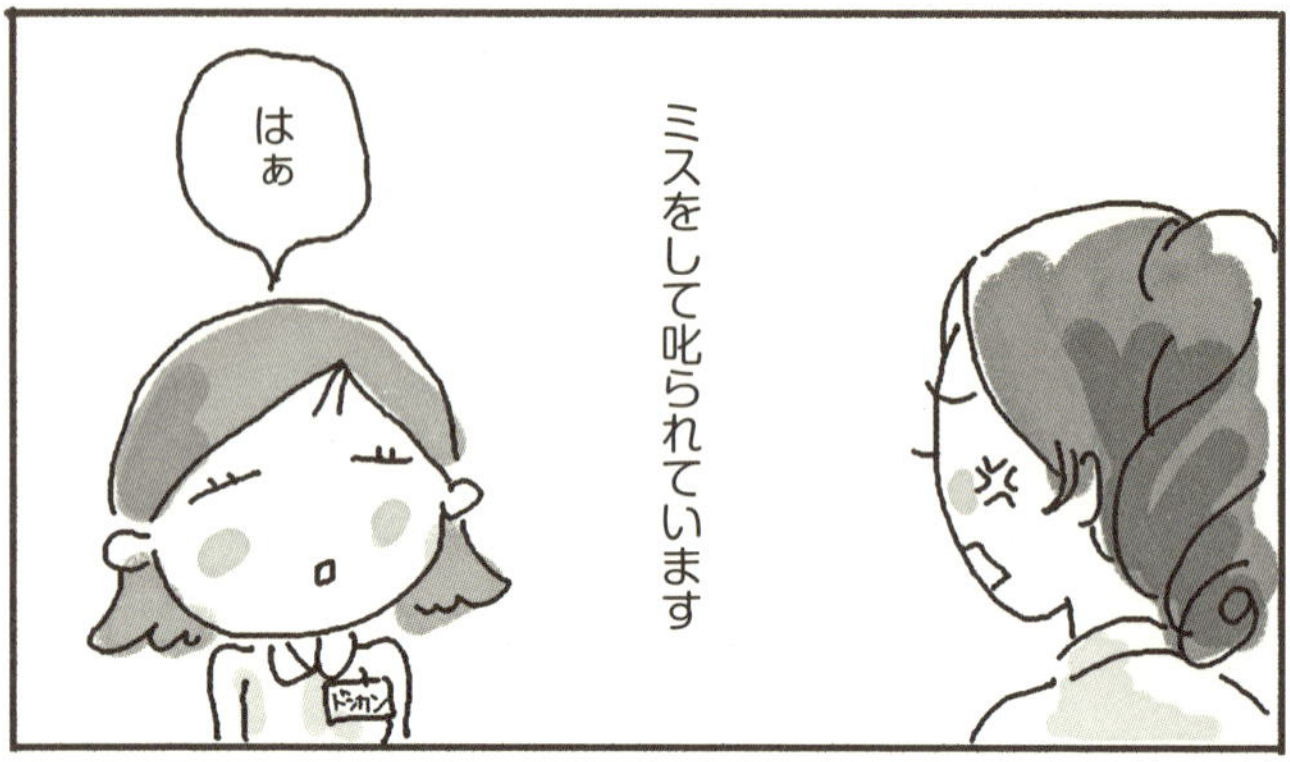
ミスをして叱られています
はぁ

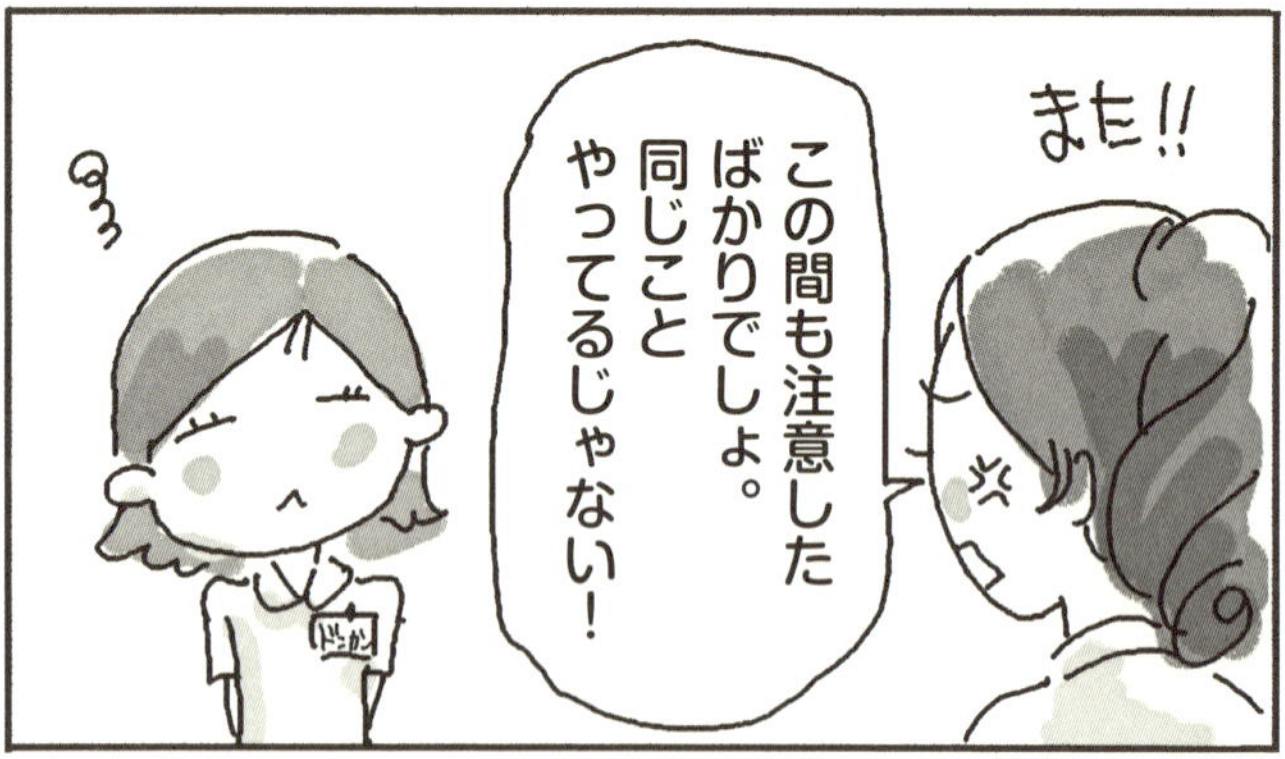
また!!
この間も注意したばかりでしょ。同じことやってるじゃない!

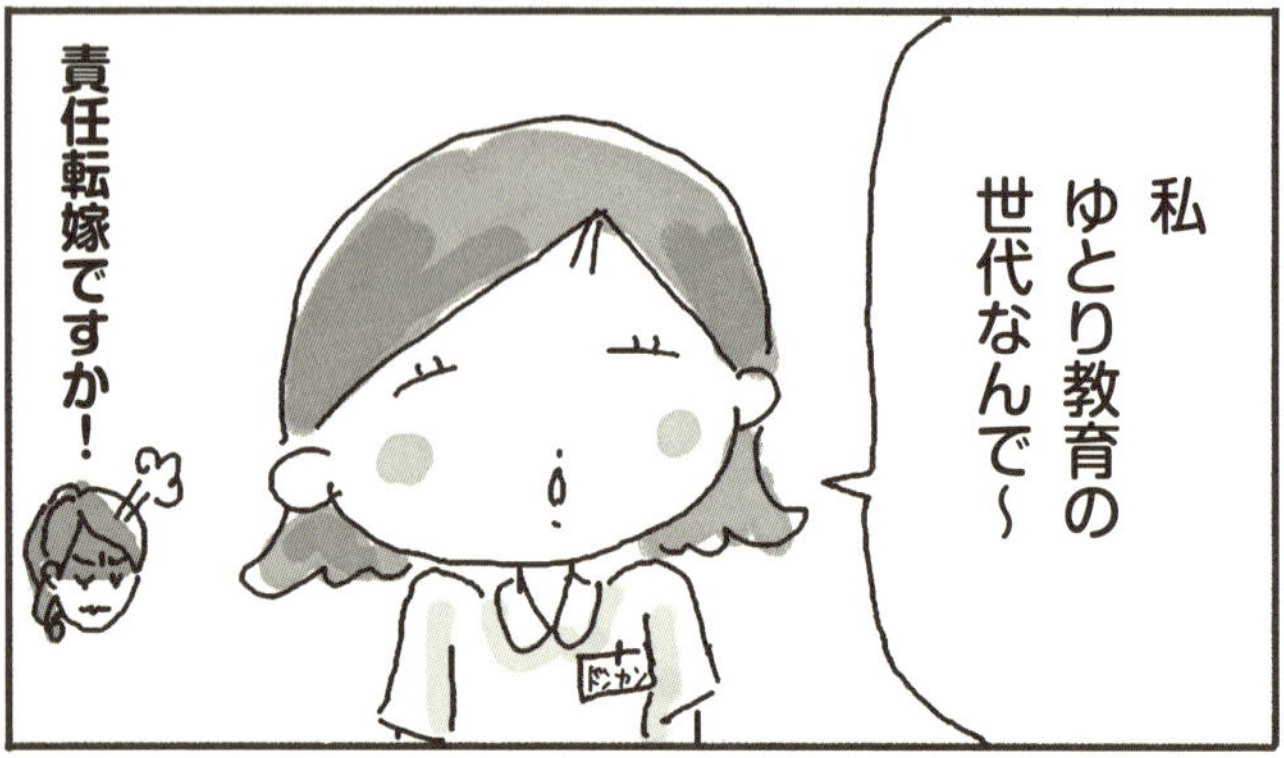
私 ゆとり教育の世代なんで~
責任転嫁ですか!

ドクターチェック！

# 開き直るなんてもってのほかです

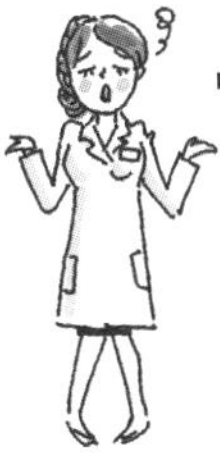

ゆとり教育少し前の世代、そしてゆとり教育世代が社会人となった今日。もちろん世代に限らずしっかり仕事ができる人はいますが、世代全体の特徴は確実にあり、私たちベビーブーム世代の大人には理解しがたい感覚があるのも事実です。逆にゆとり教育世代の方々にとっては、今の自分の上司の感覚を疑うこともあるでしょう。お互いにどうしても感覚のずれはありますが、開き直りともとれるこの発言は、上司のやる気も損ないます。冗談でも言わないように。

マナーのつぼ

## 理由は何であれ責任はあなたにあるという自覚を持ちましょう

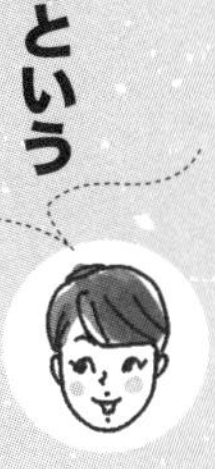

ここまで開き直る人はそうそういないかもしれませんが（そう願いたいです）、出来なかったことに対して、「自分のせいじゃない」と思わずに、素直に反省できますか？研修でお会いする方々の中には、「○○さんにやれといわれた」、「患者様が変わった方だったので」、「時間がなかったので」、「教えてもらっていないので」、「聞いていません」などと、〝私は悪くない〟と主張する人がいます。はっきり言って、その言い訳が本当だったとしても、あなたの責任です。

やれと言われても、おかしいと思えば確認すればよかったことです。時間がなくてもやっている人はいます。教えてもらっていないなら、自分で調べるなり確認すればいいことです。その患者様が治療に来てくださるから、あなたはお給料をもらえるのです。言い訳というのはすべて、〝自分が未熟である〟とアピールしているのと同じなのです。そんなことに時間と体力を使う前に、やるべきことがたくさんあるはずですよ。

スタッフ ⑩

# 本質にこだわって

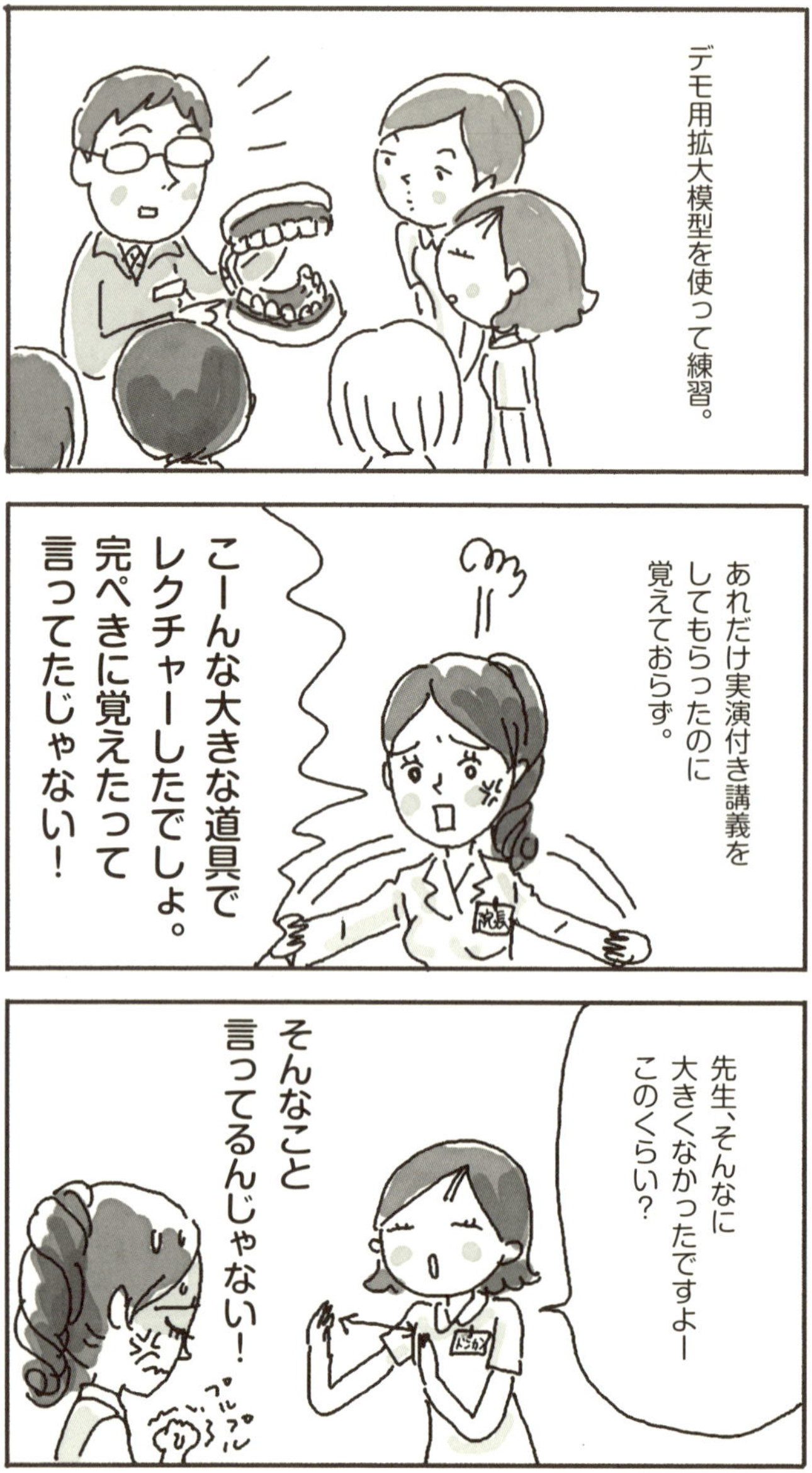
デモ用拡大模型を使って練習。
あれだけ実演付き講義をしてもらったのに覚えておらず。
こーんな大きな道具で
レクチャーしたでしょ。
完ぺきに覚えたって
言ってたじゃない！
先生、そんなに
大きくなかったですよー
このくらい？
そんなこと
言ってるんじゃない！

ドクターチェック!

# 謙虚な気持ちで本質を見極めて

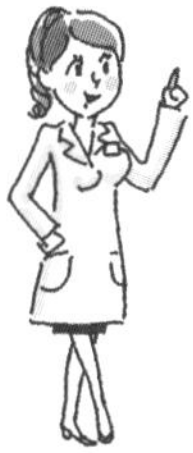

こちらが必死で教えて必死で指導しているにもかかわらず、言葉尻を捕まえて自分を主張されると、指導している方は疲れが倍増します。少し大げさに表現して注意や指導をしているのですから、気が滅入るような突っ込みはやめましょう。期待しているからこそ言ってくれているという謙虚な気持ちを持つことが大切です。そうしないと、患者様に対しても、うっかり同じようなことを言ってしまい、クレームに繋がる危険性もあるので要注意です。

マナーのつぼ

## 仕事のうえでは〝天然〟というだけでは済まされません

普段の会話でも、〝そうじゃない〟とか〝そこじゃない〟とか、どう言ったら伝わるのかと、相手を悩ませる方っています。こういう方は、物事の本質がわからないのだと思います。何故そうなのか、何を言わんとしているのか、理解ができないのです。そういう人のことを、世の中では「天然だから仕方ない」という言葉で片付けます。プライベートならそれでもいいかもしれませんが、仕事となったら話は別です。〝天然〟ではなくて、単なる〝使えない人〟という評価です。空気が読めないだけなら、余計なことを話さないようにすれば済みます。問題は、悪気はないけれどできない……というケースです。そういう方はまず、何がダメで何がいいのかという、自分の感性がズレているのを自覚することです。あなたなりの理論があるかもしれませんが、その理論が多分ズレています。自分はこう考えるが違うのかもしれない……と疑うくらいがちょうどいいと心得てください。

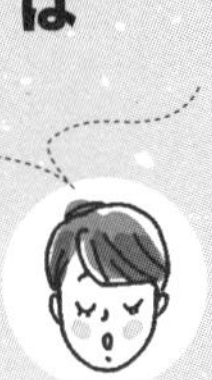

スタッフ ⑪

# 基本をあなどらない

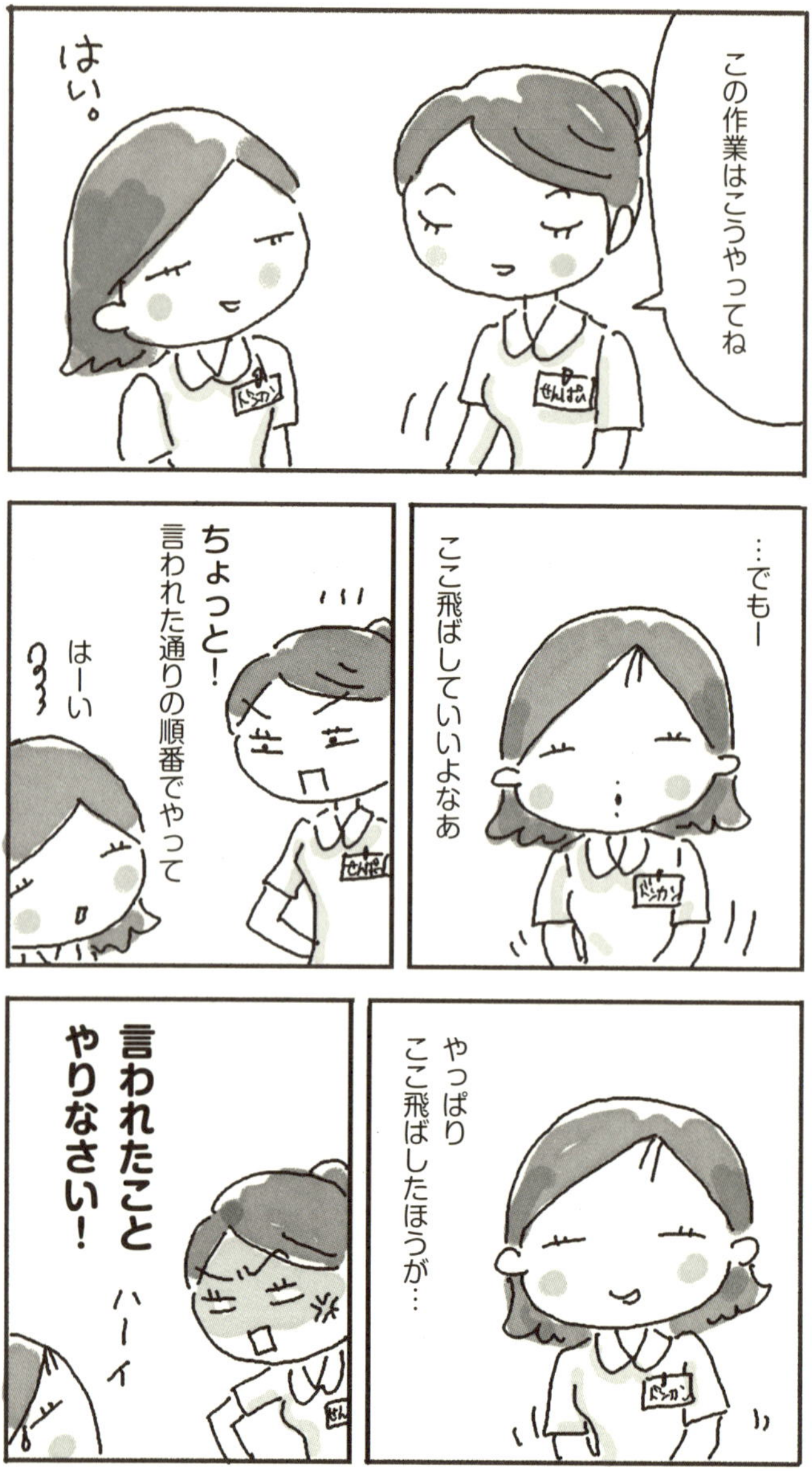
この作業はこうやってね
はい。
…でもー
ここ飛ばしていいよなぁ
ちょっと!
言われた通りの順番でやって
はーい
やっぱり
ここ飛ばしたほうが…
言われたこと
やりなさい!
ハーイ

ドクターチェック!

# まずは教わった基本に忠実に

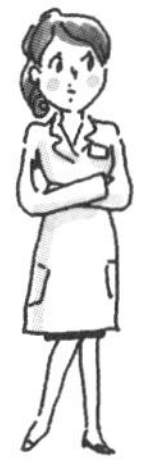

まずは教えてもらった基本の作業を100%まねしてみること。なぜそうしているのか、理由があるはずです。まだ教えてもらっている身でありながらオリジナルにしてしまうと、必ず失敗やクレームにつながります。もしそのオリジナルの方法がより良いと思った時は、上司に相談して検討してもらいましょう。医療では勝手なオリジナルを取り込むと取り返しがつかなくなる場合があるので、普段からまずは教えてもらった通りにする癖をつけておきましょう。

マナーのつぼ

## 仕事のプロセスにはそれぞれに大切な意図があります

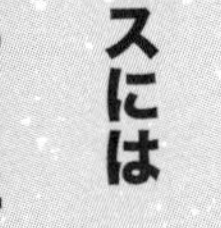

言われたことを言われたようにやらない方は、実はかなり多いです。本人は指示通りにやっているつもりかもしれませんが、依頼した側からすると、なぜ教えた通りにやらないの?!という行動なのです。例えば、たいしたことないから大丈夫だろうと考えるケース。「ここを省略しても、結果に影響しないからいいかな」という発想で、やり方を変えたとします。それをベテランから見ると、「あなたが省略したそれは、3つ先の仕事にこんなに影響するのよ!」ということがある……ということなのです。自分では想像できない部分に影響して、取り返しのつかない事態になってからでは遅いのです。仕事のプロセスには、一つ一つ「意図」があります。何故それをそうするのか、という理由があるのです。この理由を理解したら、本来は勝手にやり方を変えられないはずです。あなたなりのアレンジは迷惑なだけです。あなたの軽い考えで起きてしまったことに対して、全責任を負えますか?

スタッフ ⑫

# いまさら、それ？

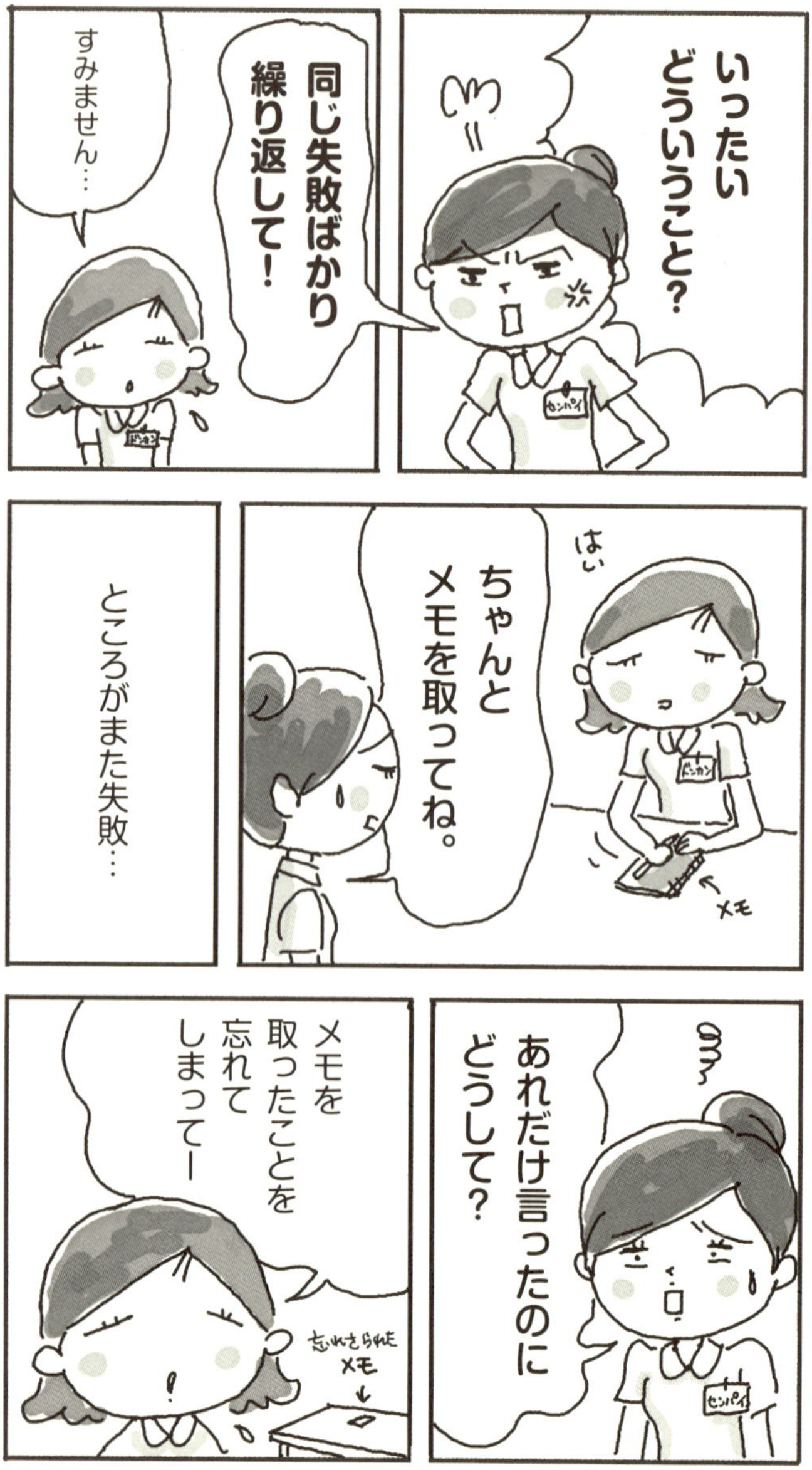

いったい どういうこと？
センパイ
同じ失敗ばかり繰り返して！
すみません…
ドンカン
はい
ちゃんとメモを取ってね。
ドンカン
メモ
ところがまた失敗…
あれだけ言ったのにどうして？
センパイ
メモを取ったことを忘れてしまってー
忘れさられたメモ

ドクターチェック！

# メモではなく考えて実行することが大切

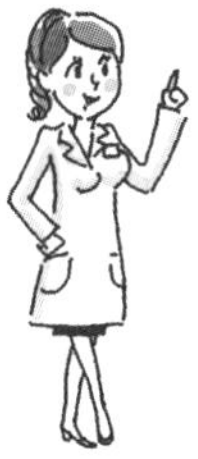

自分なりにやっているのはいいのですが、本当に真剣に物事を考えて行動しているのか、疑問です。メモを取ることが仕事ではなく、メモを取ったことを自分の立場を考えて実行に移すことが大切なのです。患者様に医療を提供するというプロ意識を持って仕事をすれば、一つ一つのことに真剣に取り組み同じミスも繰り返さないようになるはず。少しずつそういった意識を持って仕事をしてみてください。きっと結果が変わってきますよ。

マナーのつぼ

## 結果がともなってこそ「仕事」。そうでなければ給料泥棒です

**あなたは、あなたにお給料を支払って、仕事を頼みたいですか？　出勤するからお金がもらえるわけではありません。言われた事をするだけならば、あなたである意味もありません。仕事には必ず〝結果〟があります。受付をすれば、その受付によって何がどうなって、どのような評価がもらえたのかという結果。電話に出たならば、その電話によって何がどうなって、どのような評価につながったか……という結果。このような結果に対してお給料が支払われるのです。結果には期待して欲しくない。でもお金は欲しい……だとしたら、それは給料泥棒です。人は、仕事によって成長しなければなりません。この仕事を始めて2年目で出来ること。5年目で出来ること。そのレベルが一緒だとしたら、それは「仕事」ではなくて、「作業」です。ただ慣れでこなしているだけのこと。「きっと何とかなる」では、何ともならなくなるのです。自分の仕事の意味を真剣に考え、危機感を持って、日々成長していきましょう。**

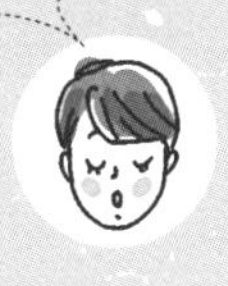

スタッフ ⑬

# 自分で考えて！

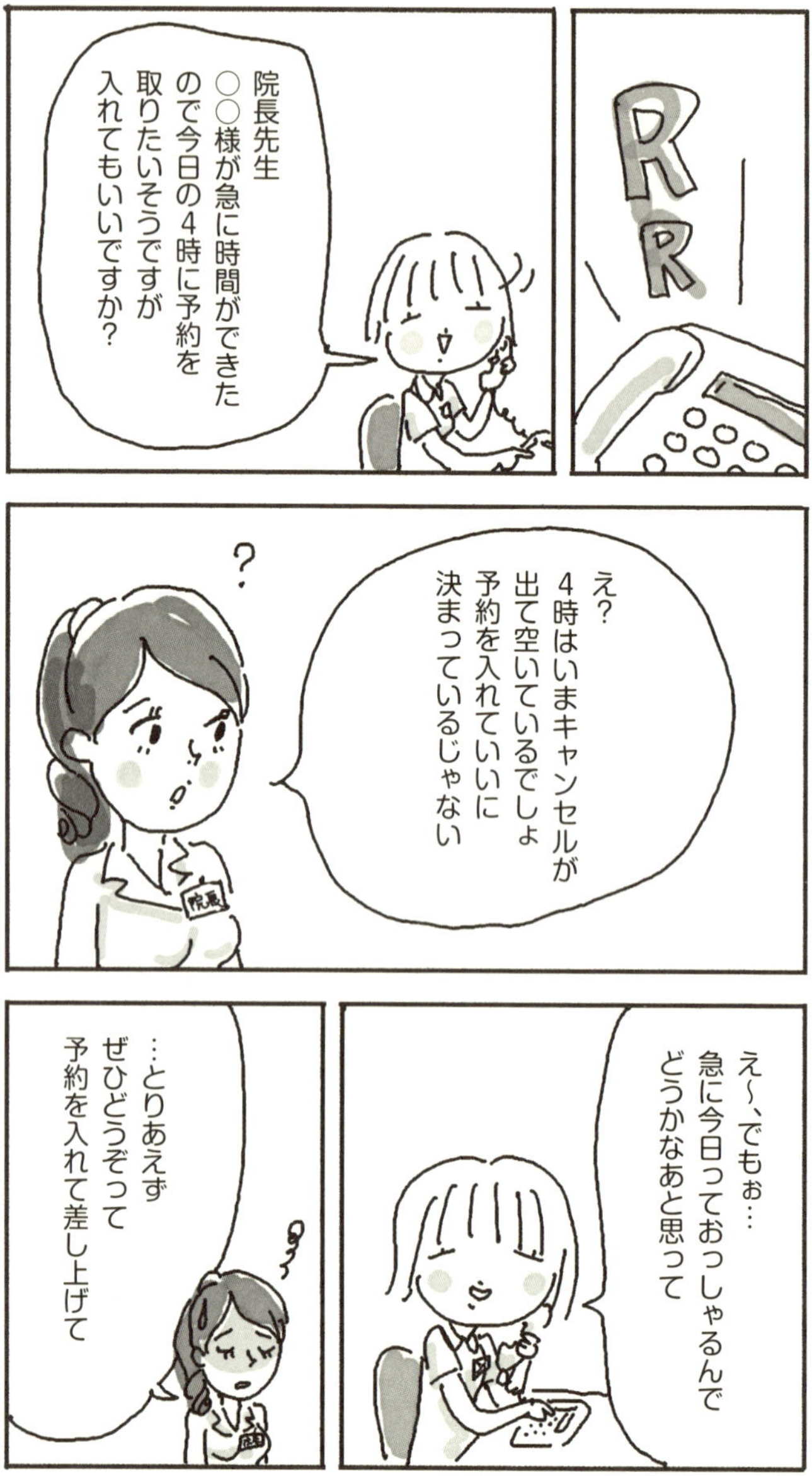
RR
院長先生 ○○様が急に時間ができたので今日の4時に予約を取りたいそうですが入れてもいいですか？
?
え？ 4時はいまキャンセルが出て空いているでしょ 予約を入れていいに決まっているじゃない
え〜、でもぉ… 急に今日っておっしゃるんでどうかなあと思って
…とりあえず ぜひどうぞって 予約を入れて差し上げて

ドクターチェック！

# 聞く前にまずは自分で考えてみる！

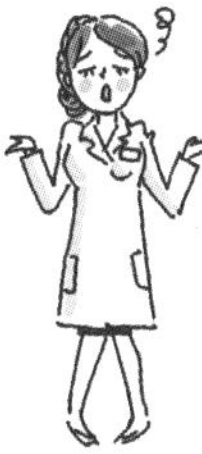

分かり切ったことを聞く前に、まずは自分の頭で考えてみるようにしましょう。自分で考えても分からないことや悩むことはドクターや先輩に相談し、一緒に考えてもらえばいいのです。患者様を優先し、クリニックの運営を考えるとすぐわかることが多々あります。事前予約は今や当たり前になってきていますが、急なご連絡を頂いたときにも、受け入れ体制ができているなら、「ぜひいらしてください」とすぐお声をかけて差し上げる臨機応変さが必要では？

マナーのつぼ

## 知識と経験を重ねて知恵をつけ判断力を磨きましょう

「それ、考えればわかるよね？」ということを、質問する方には、何パターンかあります。①どのようなことは確認が必要で、どのようなことは自分で判断してよいか、がわからない。（全体が見えない系）②「いい」と言ってしまったら、自分に責任がかかってくる。間違っていると怖いから、誰かに判断して欲しい。（責任から逃げたい系）③以前同じような場面で患者様に「OK」と伝えたら、自分が知らないところで状況が変わっていて、電話を切った後に「NG」なのがわかって叱られたことがある（トラウマ系）④「いい」と言っていいかどうか判断できずに思考停止（頭真っ白系）になってしまうなど。大きく分けて全く考えていないか、考えすぎて失敗を恐れているのかのどちらかのような気がします。これは、知識と経験を重ねて、知恵をつけていくしかありません。自分の感情は横に置いて、状況を正確に把握して、どうするべきなのかを考えるように癖づけしましょう。

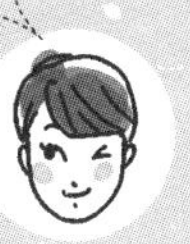

スタッフ ⑭

# 笑うところじゃない！

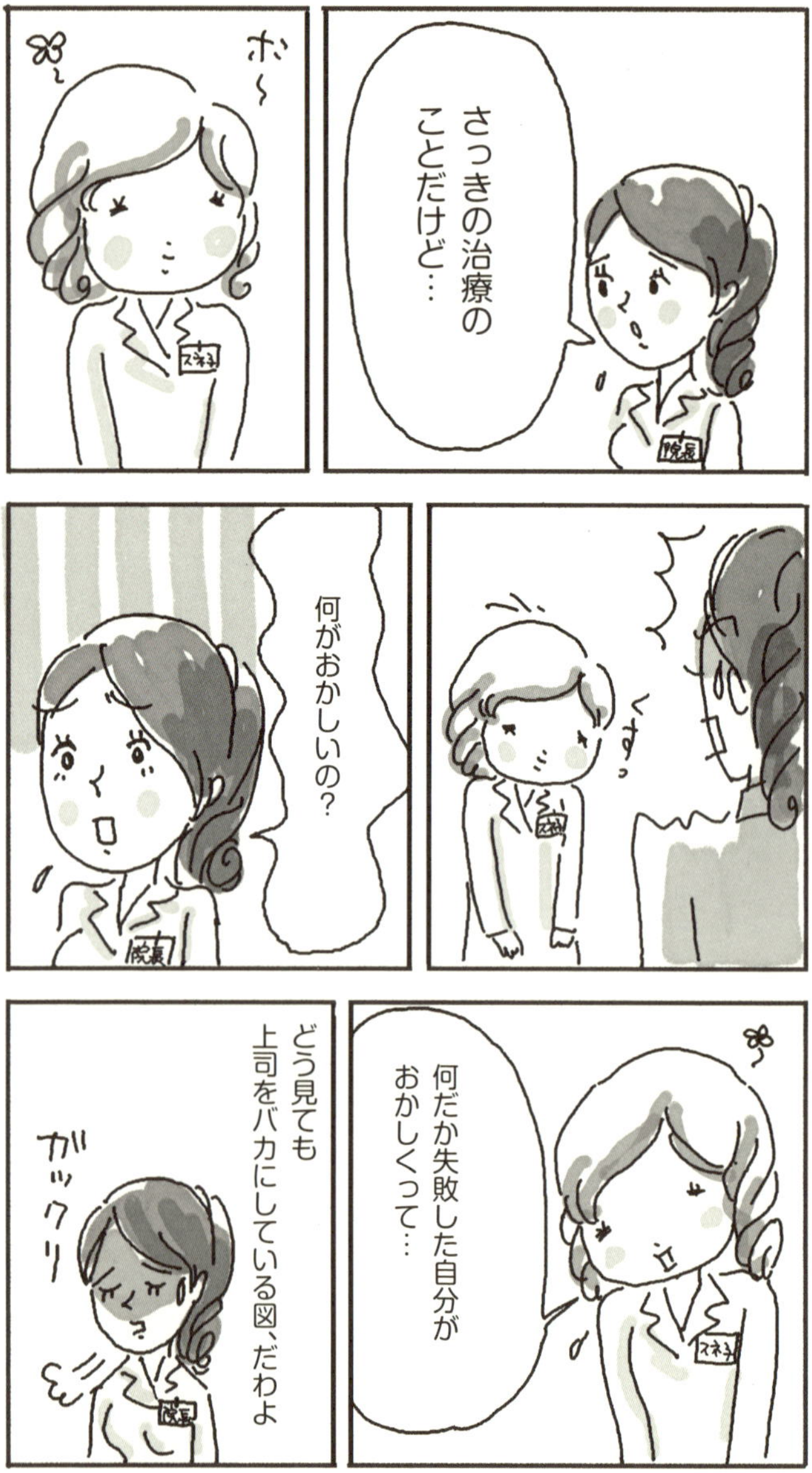

さっきの治療のことだけど…
院長
ホ～
スネ子
くすっ
スネ子
何がおかしいの？
院長
何だか失敗した自分がおかしくって…
スネ子
どう見ても上司をバカにしている図、だわよ
ガックリ
院長

ドクターチェック！

# 上司のやる気を損なう行動は自分にとってもマイナスです

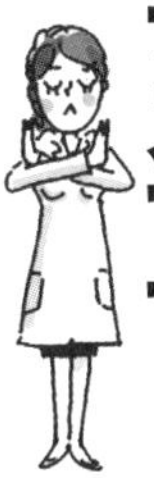

上司が注意している時に、自分自身の行動を振り返って含み笑いをする人……本当に失礼です。注意や指導を受けている時は、その話にきちんと耳を傾け、理解し、真剣な顔で受け答えをする。そして実行に移すという努力が必要です。自分自身に笑ってしまうという行動は一人で反省する時にいくらでもやって頂ければいいことで、人前でやる行為ではありません。相手を不愉快にさせてしまい、結局は自分が損をすることになりますので気をつけましょう。

マナーのつぼ

## 笑ってごまかすのは最悪。話を聞くときは相手の表情に合わせて

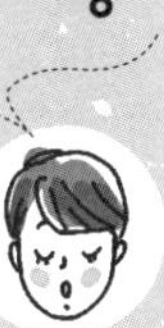

このマンガのケースは、突っ込みどころが満載です。まず、相手が目の前にいるのに、自分の世界に入って自分の感情だけを感じているのでしょう。自分がする言動で、相手がどう感じるか……ということに、全く配慮していません。さらに、失敗した自分に呆れて笑っちゃう……ということは、指導されている事柄も、重大なこととは捕らえていないということになります。笑えるくらいのレベルなのです。大変問題です。相手も世の中も、甘く見ていると言われても仕方ありませんね。表現力の面から言うと、笑ってごまかすのは最悪の行為です。もしも相手が怒っていたら、火に油を注ぐような行為です。相手が真剣に話している時には、真剣に聞く。楽しそうにしていたら、楽しそうに聞く。こうして、相手に表情を合わせながら聞くことを「ペーシング」といいます。あなたがどう思っているか……ではなくて、相手がどう思っているかに合わせて、表現するようにしましょう。

スタッフ ⑮

# すぐ泣かない！

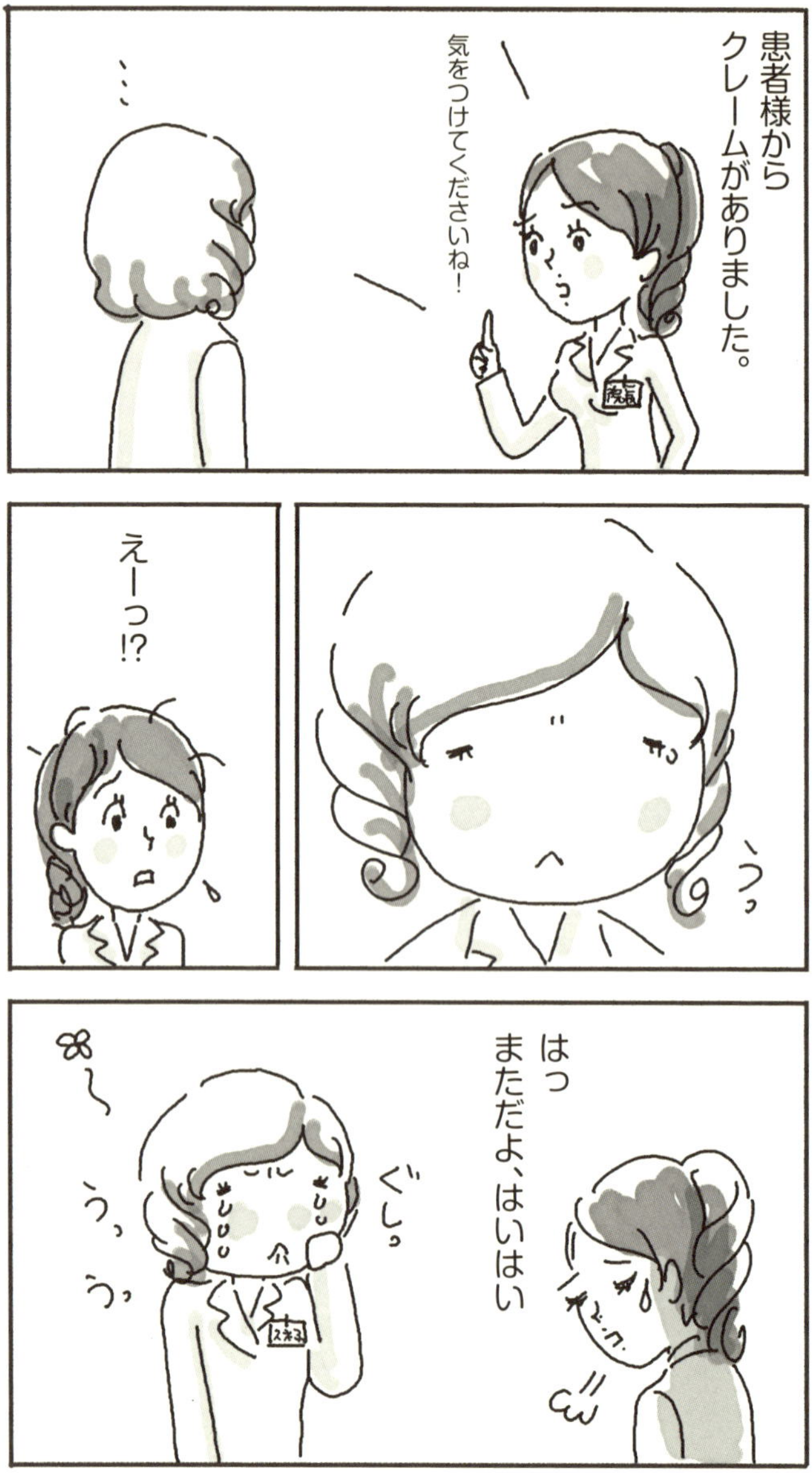
患者様から
クレームがありました。
気をつけてくださいね！
…
うっ
えーっ!?
はっ
まただよ、はいはい
ぐしっ
うっ
うっ

ドクターチェック！

# 涙をこらえ次につながる反省をしましょう

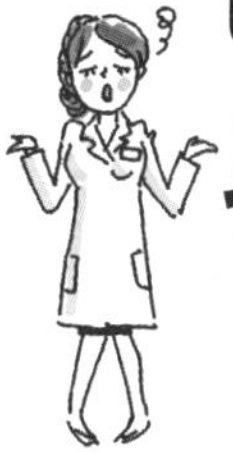

女性の場合は感情が込み上げてきて涙が出てしまうことは理解できます。でも、その涙をこらえながら自分のやってしまったことを受け止めて次に繰り返さない努力が必要なのです。泣いてしまうとそちらに意識が集中し、相手の話を十分理解できないこともありますし、何より泣きはらした顔のまま患者様の治療をするわけにはいきません。泣きたくなったらトイレでひっそり泣くか、自宅で振り返りながらいくらでも泣いてください。私はそうしてきました（笑）。

マナーのつぼ

## 悔し泣きは失敗をバネにしますが、職場で泣くのはタブー

**指導を受けているときに〝泣く〟方には3タイプがあります。①失敗した自分に対して悔しくて泣く、②叱られていることに対して悲しくて泣く、③自分がかわいそうで泣く。悔しくて泣く方は、精一杯やったのに出来なくて、なぜ出来ないのかと自分を責めています。悲しくて泣く方は、叱られるのが怖いとか苦痛とか状況に耐えられないとか、感情的になっています。自分がかわいそうで泣く方は、被害者意識が強くて、悲劇のヒロインとして世界に浸っています。失敗をバネに出来るのは、悔しくて泣くタイプの方です。次は絶対に失敗しないと、努力をするからです。ただしどのような場合であっても、職場で泣くこと自体、やってはいけないことです。泣いた瞬間に、周囲をガッカリさせてしまうでしょう。事態をどうするかの話をしているのに、感情的になられたら、冷静な話も出来ません。仕事に感情を持ち込まないよう、こういう時こそ大人の振る舞いが求められます。**

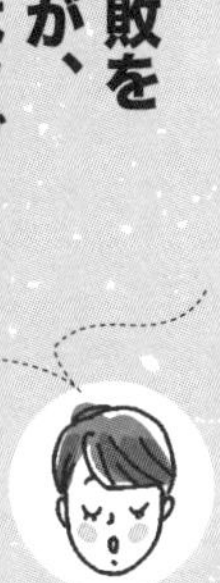

スタッフ ⑯

# 周囲の状況を見て！

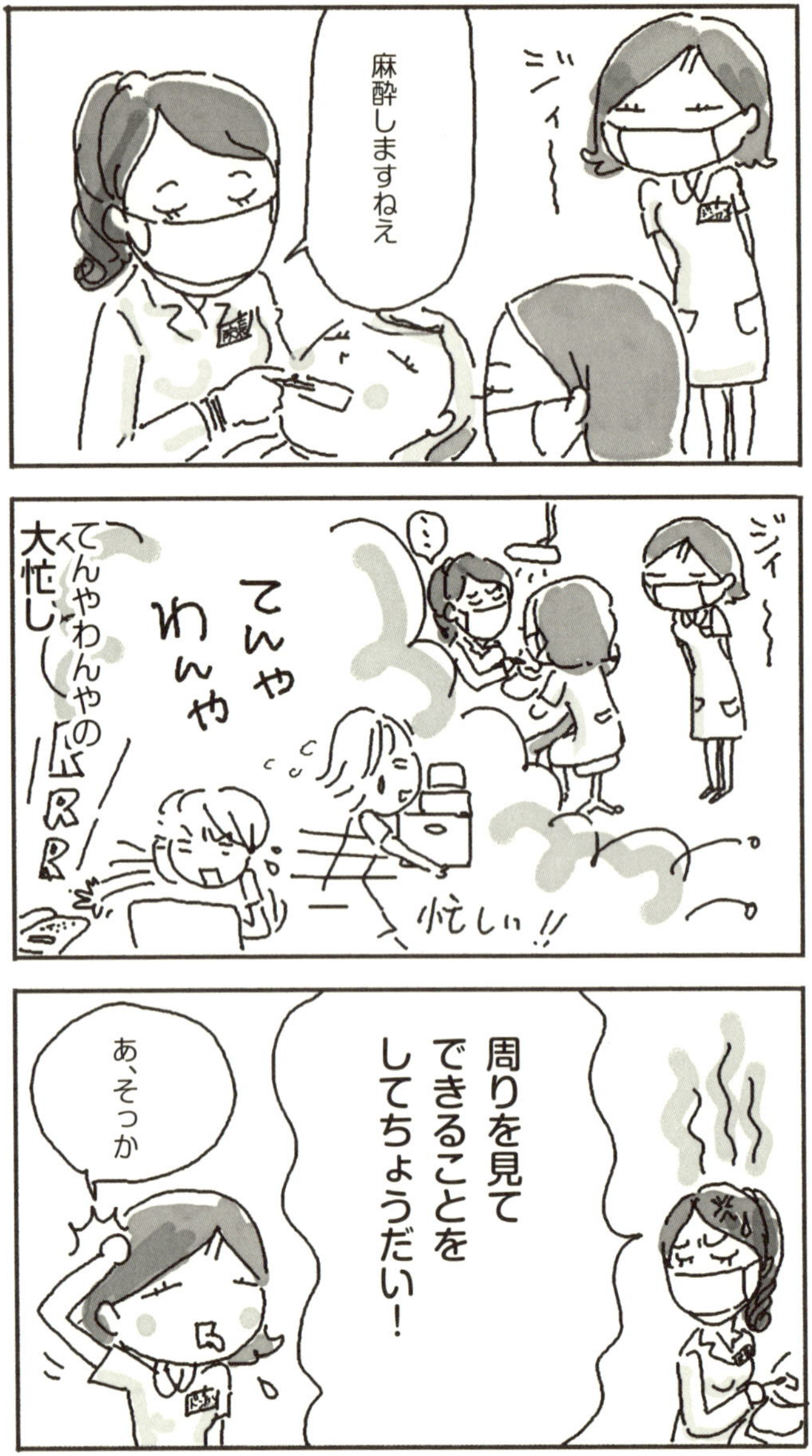
ジィ〜〜
麻酔しますねえ
ジィ〜〜
…
てんやわんや
忙しい!!
てんやわんやの大忙し
周りを見てできることをしてちょうだい！
あ、そっか

ドクターチェック！

# 見るのか 手伝うのか 臨機応変に 判断して

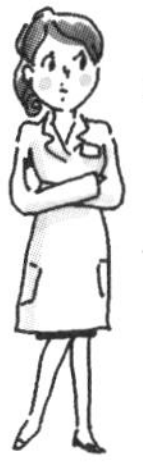

特に新人の時には治療を見学する必要がありますので、それもまた仕事ですが、周りが大忙しでドタバタしているときでも何もせずただ見ているのは困ります。先生や先輩から「他を手伝わなくていいから、この治療を最初から最後まで見学してね」と指示が出ているとき以外は、周囲の状況を見て自分にできることを率先してやりましょう。一段落ついたら、またその見学場所へ戻ればいいのです。そうすれば「この子は気が利くな」と周囲の評価も上がります。

マナーのつぼ

## 周囲が見えない人でもタイプはさまざま。適切な対策で改善を

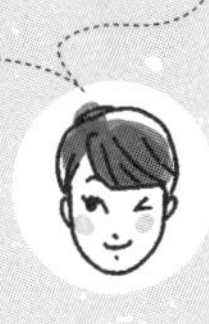

忙しい職場の中でマイペースぶりを発揮されると、周りのモチベーションに影響します。タイプ別に考えてみましょう。①一つのことに集中すると、周りが見えなくなるタイプ。このタイプの方は、意識して周りを見る癖をつけることをお勧めします。見ろと言っても見えない訳ですから、「はっ！集中している！」と思ったら、周りを見渡すこと。それを癖付けして、少しずつ改善させましょう。②自分には関係ない、周りに興味がないタイプ。このタイプの方は、「今この場面で、自分に出来ることとは何があるだろう」と考えないのかもしれません。仕事は、与えられたことだけをすればいいのではありません。協調性を持ちましょう。③思考停止タイプ。周りがテキパキ仕事をしていると、そのペースについていけなくて、何をすればいいのかわからず、ひたすら戸惑ってしまう。このタイプは経験が少ないのかもしれません。張り切り過ぎてしまうと空回りしますから、出来ることを着実に行いましょう。

スタッフ ⑰

# あなた、記憶喪失？

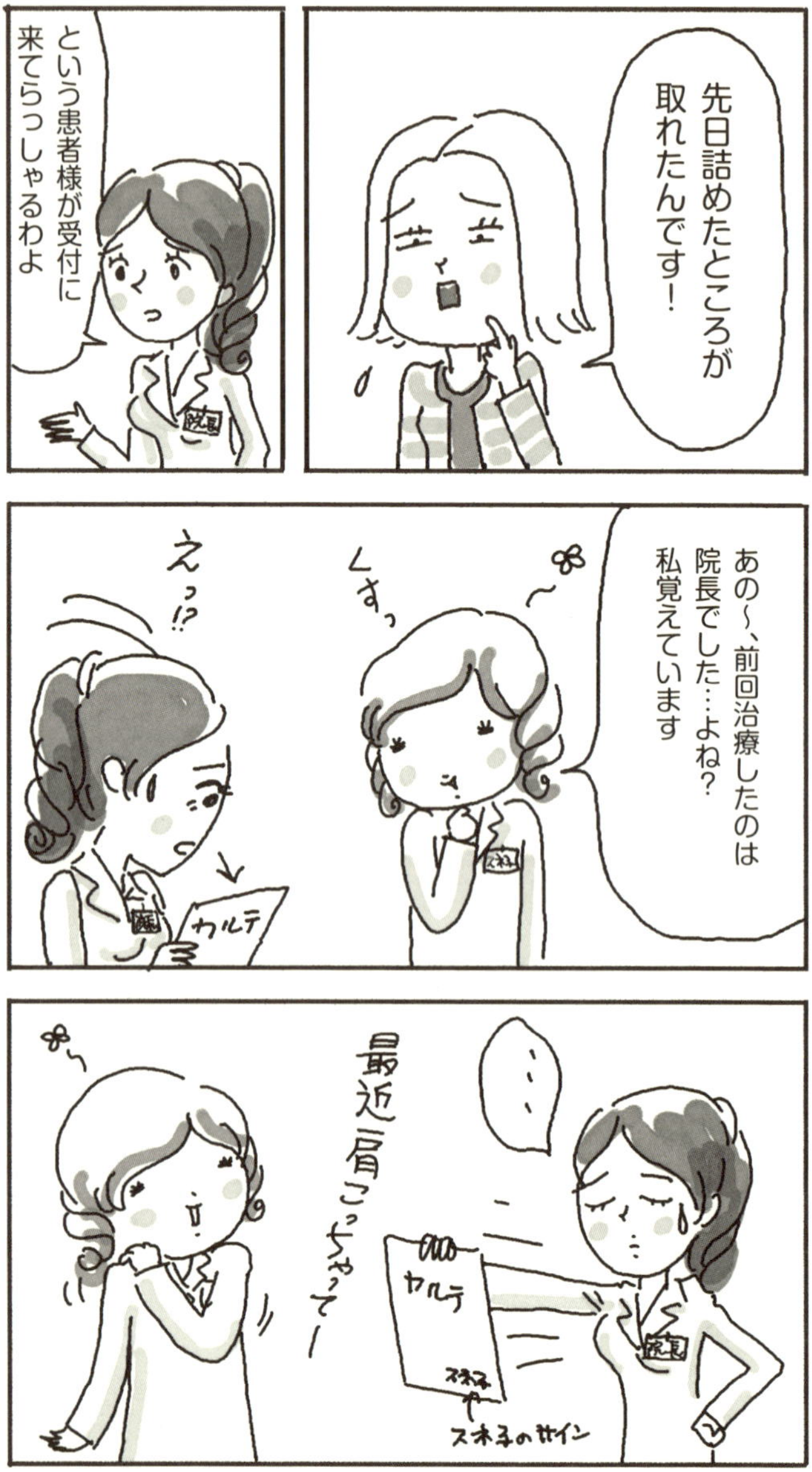
先日詰めたところが取れたんです！
という患者様が受付に来てらっしゃるわよ
あの〜、前回治療したのは院長でした…よね？私覚えています
くすっ
えっ!?
カルテ
・・・
最近肩こっちゃって〜
カルテ
スネ子
スネ子のサイン

ドクターチェック！

# 謙虚に受け止める姿勢が大切です

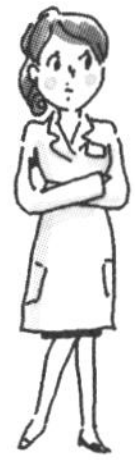

自分がやったミスを「やっていません」と答える人がいます。本当にそう思っているのか、責任転嫁しているのか、はたまた記憶障害か？もし自分ではないと思ったら、その場では話を聞き、後できちんと確認してから申し出ましょう。その注意が少しでも自分に当てはまるなら、例え他の人がやったのであっても受け止めた方が良いこともあります。誰がやっても患者様にご迷惑をかけたのであれば連帯責任ということもあります。謙虚に受け止めましょう。

マナーのつぼ

## 記憶の塗り替えをせずミスをした後の、正しい対応を経験しましょう

だれでも記憶違いや、勘違いということはあります。このマンガのように、事実が発覚した後も、なかなか自分のミスを認めないというケースもあります。このように、自分の都合のいいように記憶を塗り替えていくというのは、責められたくない……という気持ちが働くからなのでしょうか。私が知っているケースでは、発覚した自分のミスは棚に上げ、問題をすり替えるということがありました。このマンガの出来事で例えると、治療したのは自分で、それがうまくいかなかった……ということは棚に上げて、この書類は使いにくいので、もっと誰でもわかりやすい書類にするべきです！と言い始めるといった具合です。どんな手を使ってでも、〝自分は悪くない〟という記憶にしたいようです。そのくらい傷つきたくないのでしょう。対策として考えられるのは、素直にお詫びしてその後の対応をしっかりすれば、たとえミスをしても認めてもらえる、という経験をすることかもしれません。

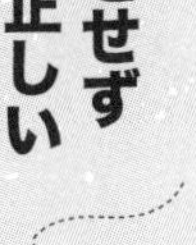

スタッフ ⑱

# 悲劇のヒロイン？ ①

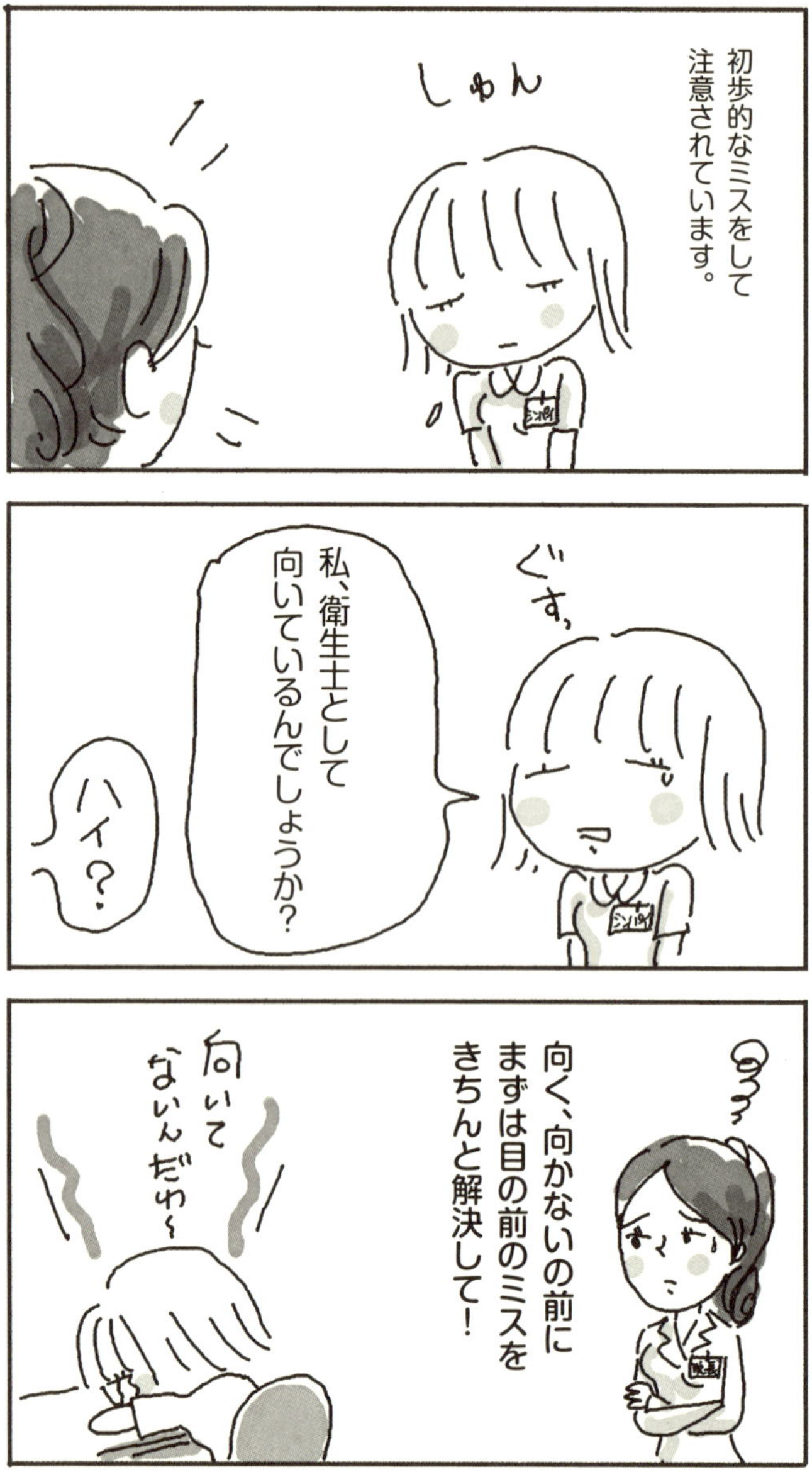

初歩的なミスをして注意されています。
しゅん
ぐす,
私、衛生士として向いているんでしょうか?
ハイ?
向く、向かないの前にまずは目の前のミスをきちんと解決して!
向いてないんだわ~

ドクターチェック！

# 自分に酔う前にやるべきことがあるはず！

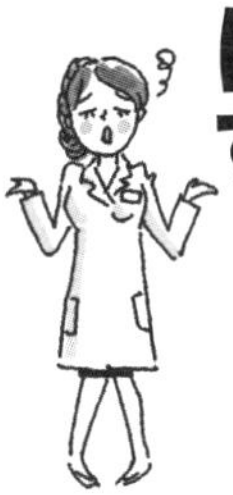

悲観的になって自分自身を責めてしまう気持ちはわかります。医療においてミスは許されないことですが、どんなに細心の注意を払っても未遂やミスは残念ながら起こってしまいます。その時に泣き出したり、何時間たっても引きずっていたり、異常に落ち込んだりして周囲を巻き込んではいけません。悲観的になって傷ついている自分に酔いしれている場合ではなく、診療時間内であれば特に、問題解決に向けて迅速に、前向きに対応することが大切です。

マナーのつぼ

## 向き不向きで片付けず自分を信じて努力すれば成果は必ず現れます！

ミスの種類にもよりますが、出来ないこと=向いていないことというのは、発想が単純すぎます。向き、不向きで片付けたら、自分自身はその後、何の努力もしなくていいからラクですよね？ 失敗しながらも努力し続けるほうが、苦しいし大変かもしれません。しかし、それを乗り越えなければ、今よりも成長することはありません。成長曲線というものがあります。曲線というだけあって、それはまっすぐ一直線に伸びるものではないのです。成果があがるまでは時間がかかります。最初は、どれだけ努力しても全く成果が上がらない時期が続きます。大抵その期間を耐えられなくて「向いていない」と理由をつけてあきらめてしまうのです。しかし成果が上がっていないその期間も、自分の中では着々と出来るようになるための力をつけているものなのです。だから、出来るようになる時には一気に成果が上がる。習い事やダイエットと同じです。自分の中にある可能性を信じてください。

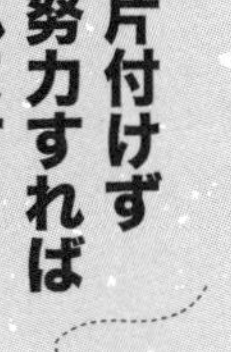

スタッフ ⑲

# 悲劇のヒロイン？ ②

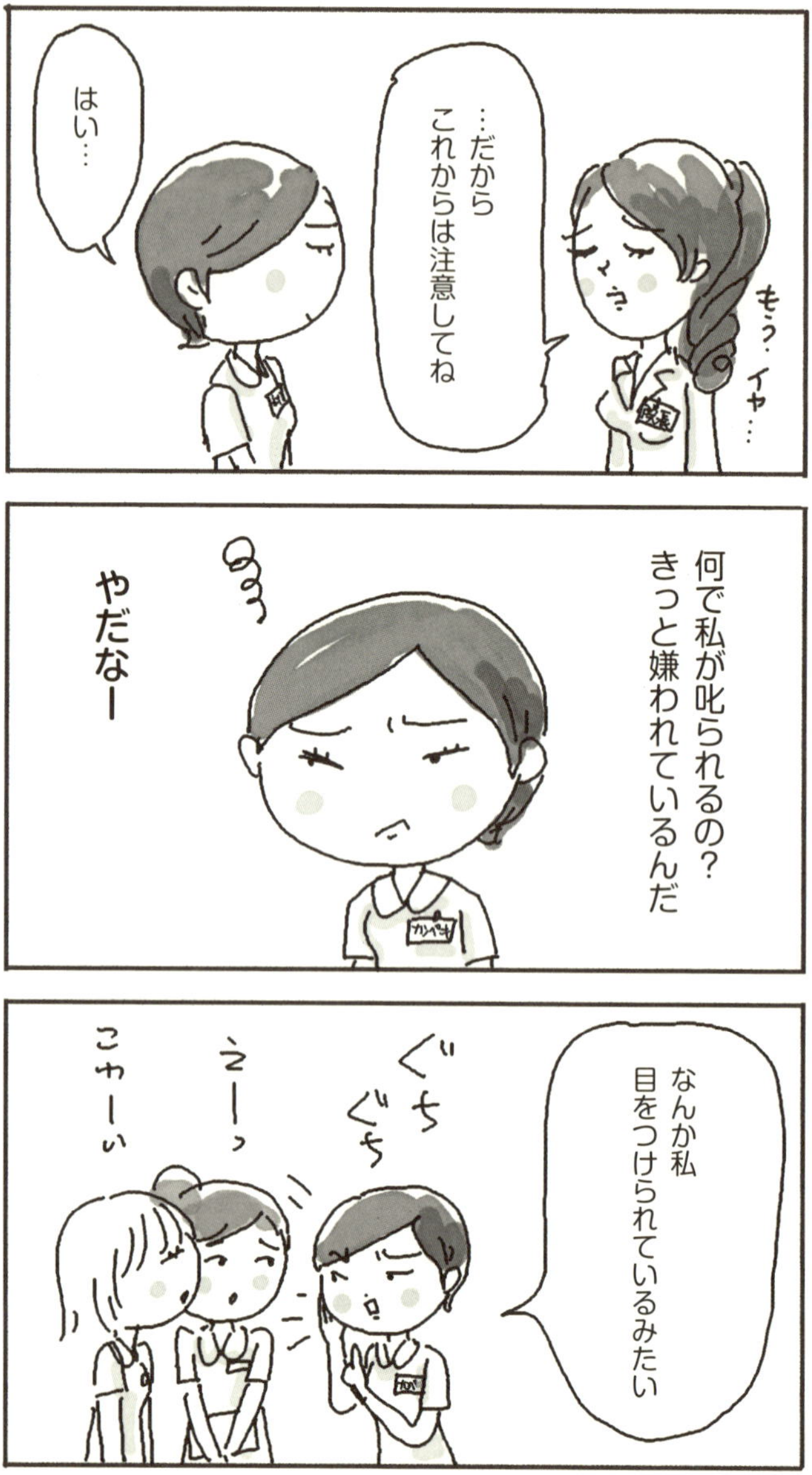
…だから
これからは注意してね
もう。イヤ…
はい…
何で私が叱られるの？
きっと嫌われているんだ
やだなー
なんか私
目をつけられているみたい
ぐちぐち
えーっ
こわーい

ドクターチェック！

# 主観で人間関係を乱す行為はやめて

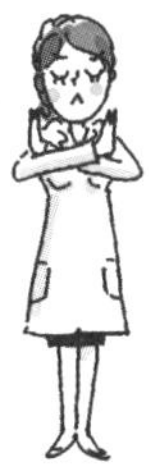

よほど大規模なクリニックでない限り、少人数で診療していると思いますから、一人のスタッフが言いふらすことは思いのほか影響力があるもの。院長や先輩などは、医院とスタッフのことを考え、憎まれ役を買って出なくてはいけない時もあります。それに対して自分の主観や想像で判断し、周囲を巻き込むことはやめましょう。クリニック内の人間関係がうまくいかないと、患者様にも最適な治療が施せなくなりますし、自分も小さな人間だと思われて損しますよ。

マナーのつぼ

## なぜ相手にそう言わせてしまったのか冷静に考えましょう

指導したことを、軽く受け流されるのも困りますが、変に勘ぐられるのも困りものです。何か注意をされたときに、なぜ注意をされたのか、事柄に焦点を合わせて考えてみましょう。感情的なのは、相手ではなくてあなたかもしれません。何をどうして欲しくて、指導をしてくださったのでしょう。相手の立場に立って考えてみてください。冷静になれば、自分の至らなさに気づけるのではありませんか？相手の指導の仕方に文句を言うのは筋違いです。どう言われたかが問題ではなくて、なぜ相手にそう言わせてしまったかが問題なのです。それを理解しなければ、何の解決にもなりません。言う人が違うだけで、いつも同じ指導を受けることになるのです。変わるべきは自分。相手ではありません。それでも時々耳にするのは、気に入られている、気に入られていないで、仕事がうまくいく、いかないという話。簡単な話です。それで仕事がうまくいくなら、気に入られましょう。

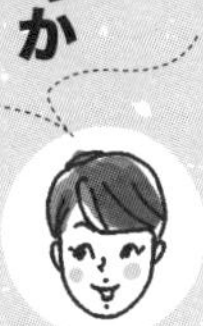

スタッフ 20

# 能天気すぎます

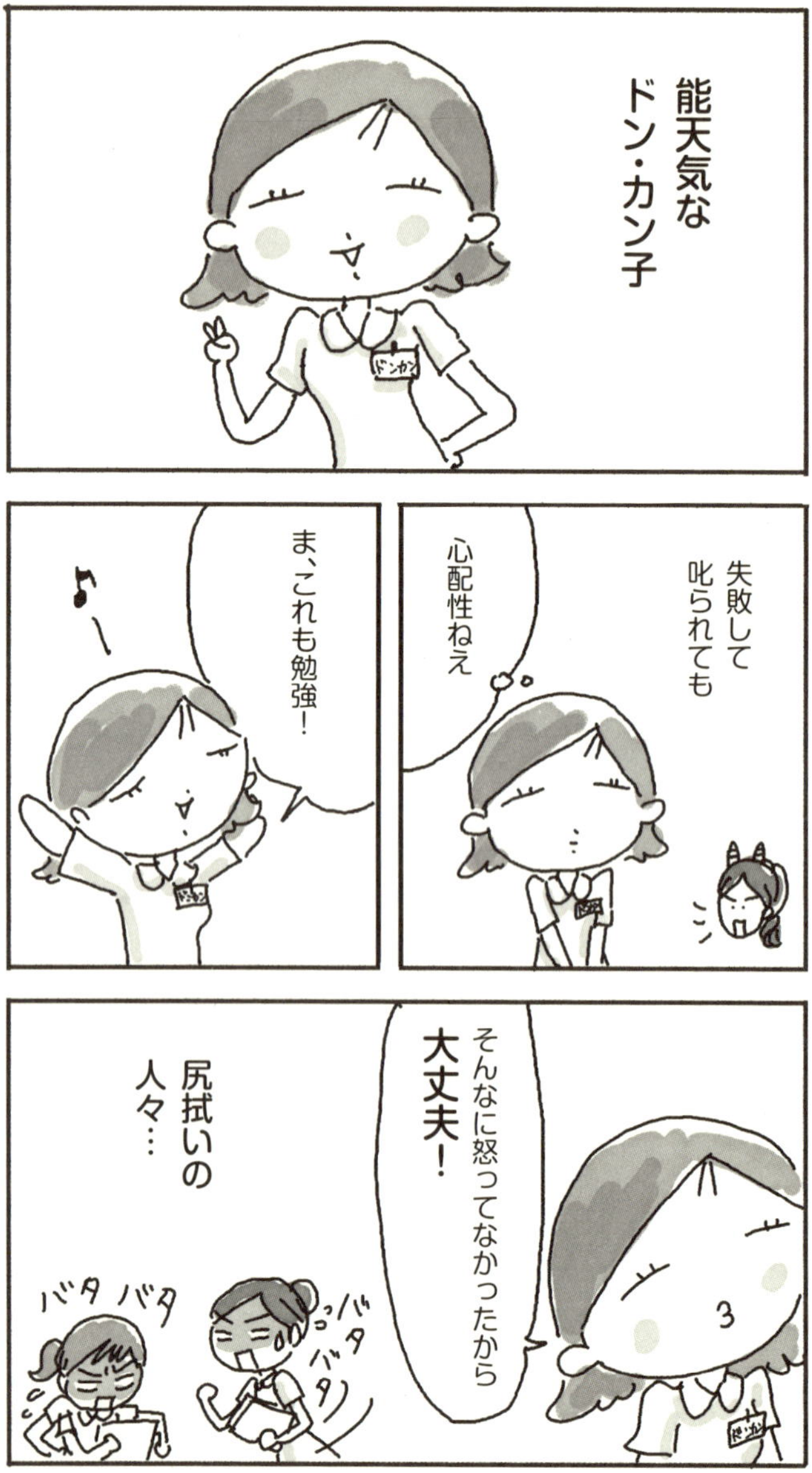
能天気な
ドン・カン子
ドンカン
失敗して
叱られても
心配性ねえ
ま、これも勉強!
そんなに怒ってなかったから
大丈夫!
尻拭いの
人々…
バタバタ
バタ
バタ

ドクターチェック!

# 周囲がカバーしていることを自覚して

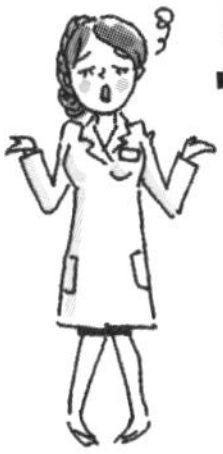

異常に凹んでしまう人と真逆で、異常なまでにポジティブな人がいますが、これはポジティブというより「能天気」と言うのではないでしょうか?謙虚に受け止めるからこそ反省し、次に繰り返さないという心がけを持てるのであって、反省がなければ話になりません。また能天気ゆえに周囲がそのカバーを必死でしていることに気付かない人がいます。自分が医療に携わっているという自覚をしっかり持って、周囲との連携を保つようにしてみましょう。

マナーのつぼ

## だれかの犠牲の上に成り立つ前向きさほど怖いものはありません

**ドンカン子のような考え方は、前向きとはいいません。能天気といいます。本当に前向きな人は、失敗したことをきちんと受け止め反省します。落ち込むことがあるかもしれませんが、それを乗り越え、前を向いて進み始めます。前も後ろもあるけれど、前を選んだということです。能天気な人は、前はあっても後ろはありません。何とかなる!大丈夫!たいしたことない!と、言ってのけます。でも実際には、問題はそこにあるのです。本人が何もしなければ、他の人が処理を引き受けることになります。つまり、だれかの犠牲の上に成り立っている前向きさということになるのです。今までも、だれかが何とかしてくれただけで、何もしないのに事態が勝手に解決したわけではないのです。それでも気づかなかったり、むしろ処理に追われている人を見ながら「私はあんなに働きたくない」と思っていたりしたら……。考えただけでもゾッとしますね!あっ。こういう人に塗る薬はありません。**

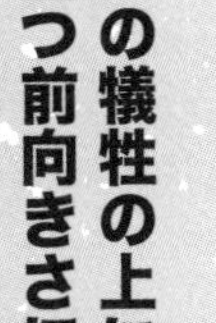

スタッフ ㉑

# 本当に反省しているの？

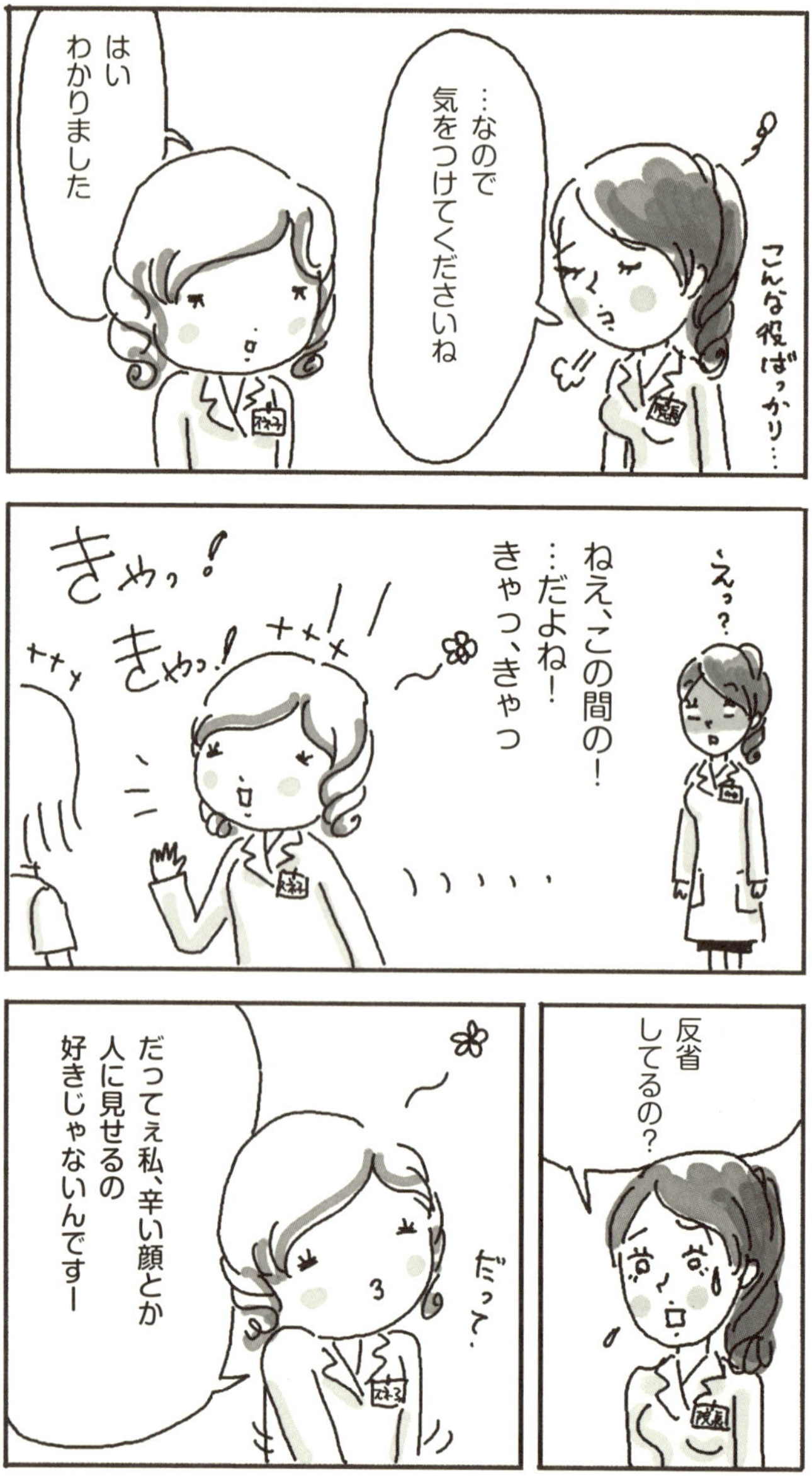
こんな役ばっかり…
…なので
気をつけてくださいね
はい
わかりました
えっ？
ねえ、この間の！
…だよね！
きゃっ、きゃっ
きゃっ！
きゃっ！
反省
してるの？
だって
だってぇ私、辛い顔とか
人に見せるの
好きじゃないんですー

ドクターチェック！

# ポーズでもいいから反省の態度を見せて

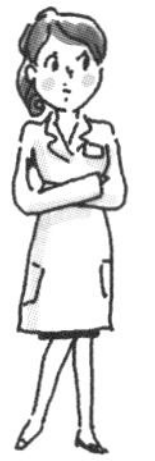

他人につらい顔を見せない。一見ポジティブでやる気がある人のように思えますが、場を選ばないと誤解を招きます。注意をされたり、指導をされたばかりなのに、直後にキャッキャッとはしゃいでいるような様子はNGです。ポーズでもいいので、少しは反省している姿を見せ、時間の経過とともに静かに復活する方が印象が良いですね。ただし患者様に対しては関係のない話なので、落ち込むことを言われた後でもすぐ切り替えて明るく振る舞いましょう。

マナーのつぼ

## あなたのことを考えて指導してくれていることを忘れないで

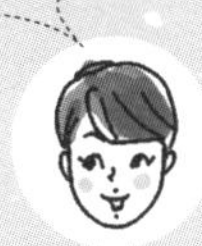

指導する方は、言いたくて言っているわけではないのです。出来れば言いたくない。毎日笑って楽しく仕事したい。そう思っているはずです。しかし自分が言わなければ、患者様に迷惑をかけるミスが起きるかもしれない。職場の仕事がスムーズに進まないかもしれない。問題をそのままにしておけない。選ばれる医院にするためにも、本人の成長のためにも、今以上のレベルの仕事をして欲しい。色々な思いから、心をすり減らしてあなたに指導してくださっています。言われる側もストレスを感じるでしょうが、言っている側のストレスは、それ以上です。あなたが与えたストレスです。それでも気持ちが救われる時は、自分が相手に伝えたことを、相手がきちんと受け止めて糧にしてくれたときです。気づいてくれて、解決に向けた前向きな行動をしてくれた時です。辛い思いをしても、言ってよかったと思うのです。すべてはあなたのため。自分のためだけになら、言わないかもしれませんよ。

スタッフ ㉒

# いきなりトップ会談?!

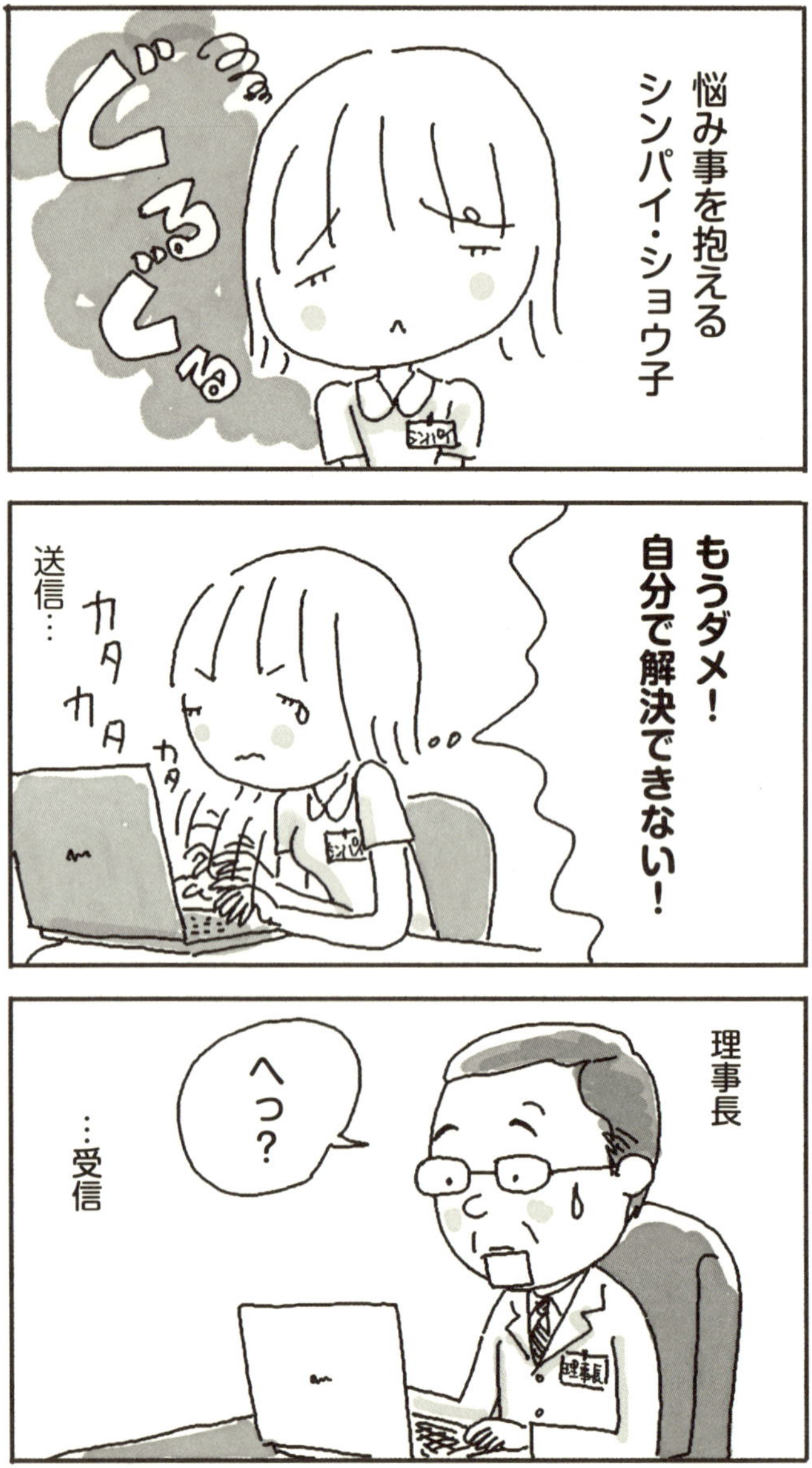
悩み事を抱える
シンパイ・ショウ子
ぐるぐる
シンパイ
もうダメ！
自分で解決できない！
送信…
カタカタカタ
理事長
へっ?
…受信
理事長

ドクターチェック！

## まずは直属の上司に相談しましょう

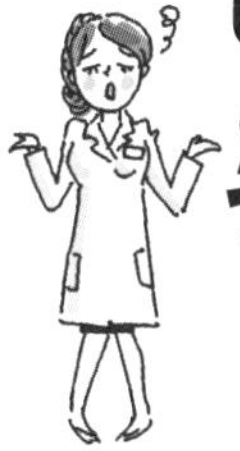

自分の上司は院長しかいないという環境であれば理解できますが、複数で働いている場合は、まずは直属の上司に相談しましょう。先輩衛生士や先輩ドクターなど、自分のすぐ上の先輩にまずは相談をし、解決しない場合にはその先輩からさらに上へ話が行く場合もあります。大きな規模の医院では、理事長が現場の細かな状況を把握していない場合もあるので、いきなりトップダウンしようとしても、かえって引かれてしまう場合もあるので注意を。

マナーのつぼ

### それぞれの立場を考え だれに相談すべきか きちんと理解しましょう

悩み事を相談する場合、まずは身近な先輩に相談してみましょう。職場の中には、それぞれの立場と役割があります。例えば、あなたがいつも仕事を教えている後輩がいたとします。その後輩が悩みを抱えていたとします。あなたに相談せずに、いきなり院長に相談に行ったとしたら、あなたは驚きませんか？相談された院長だってびっくりします。一体何がどうしたの?!と。現場での後輩指導は、先輩であるあなたに任せているのに、そのあなたを飛び越えていきなり相談に来られても、状況が理解できないと。あなたは、相談されなかったことを、ラッキー！と思いますか？私ならば、なぜいつも一緒に仕事をしている自分に話してくれないのだろう。現場のことならば、いくらでもサポートできたのに。信頼されていないのではないか……と落ち込むと思います。立場と役割を無視した行動は、職場に混乱を招きます。誰に報告・連絡・相談をするべきか、きちんと理解しましょう。

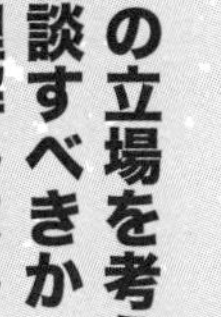

スタッフ ㉓

# ボランティア精神を持って

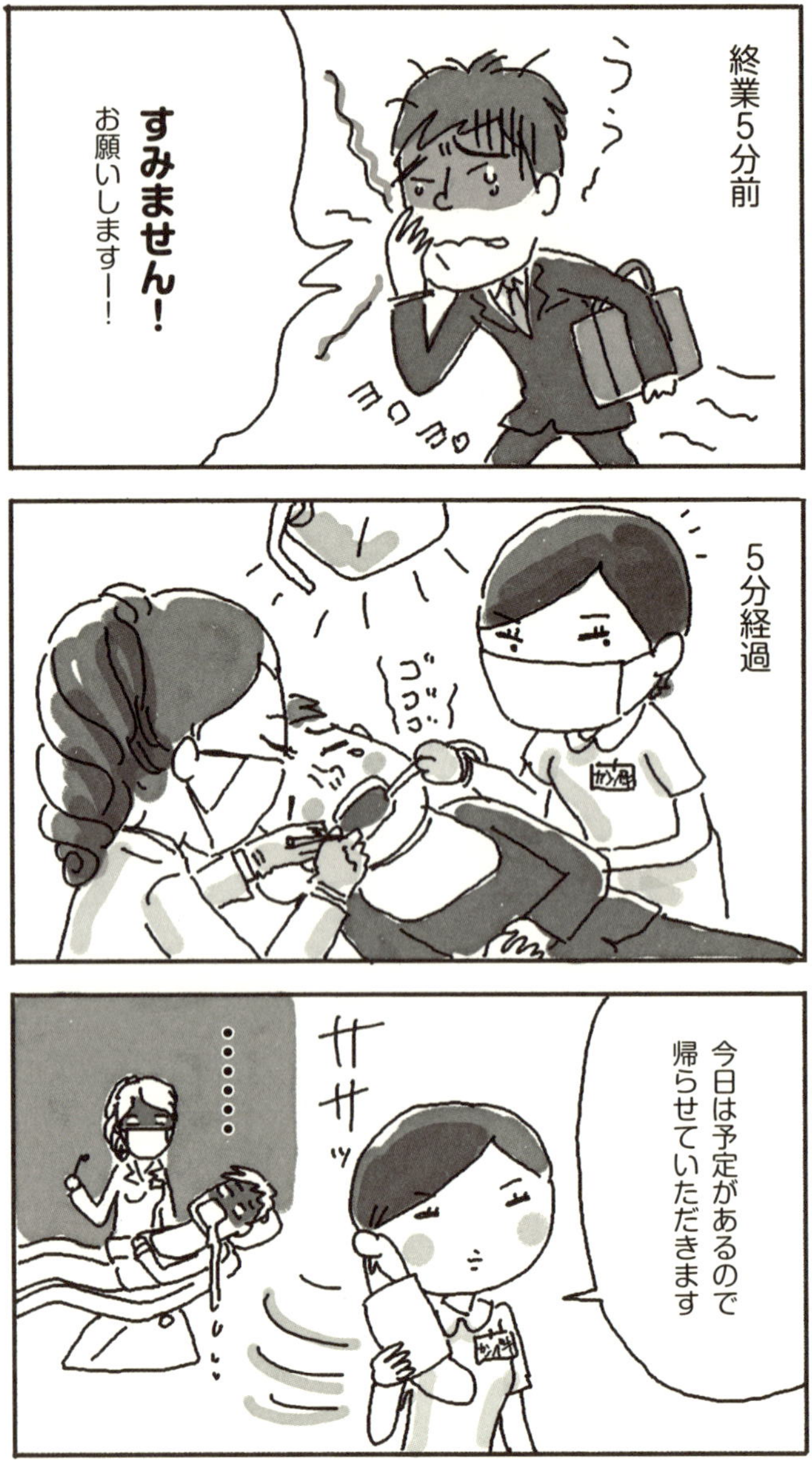
終業5分前
うう〜
すみません！
お願いします――！
5分経過
今日は予定があるので
帰らせていただきます
ササッ
・・・・・・・

ドクターチェック！

# 利害抜きのいたわりの気持ちも大切です

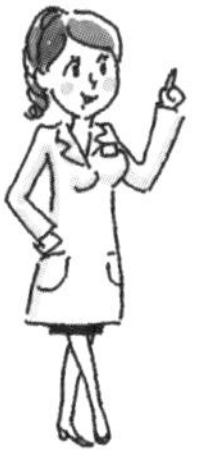

診療時間を1分1秒でも過ぎたら自分の勤務時間は終わり！という人がいます。医療人である以上、利害抜きで、ボランティア精神を心のどこかには置いてもらいたいものです。自分が患者様の立場だったら……と考えるとおのずと行動は変わってきます。毎日ではないのですから、臨機応変に行動し、聖母マリアとまではいかなくてもいたわって差し上げる気持ちがあれば、タイムカードで1分1秒を残業代として請求する気にはならないのではないでしょうか。

マナーのつぼ

## 職場で発生した仕事はすべて〝私たち〟の仕事。無責任な行動はやめましょう

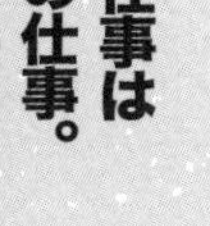

色々な企業や医院へお邪魔して耳にする話では、何か仕事をお願いすると、「それって私の仕事ですか？」と聞く方がいらっしゃるようです。驚きますね。それは、あなたの仕事です。職場に発生した仕事は、すべて〝私たち〟の仕事です。役割を分担して行っているだけです。専門的なことでない限り、だれが行ってもおかしくないのです。「仕事」とは何かを理解していないのかもしれません。それでは、このケースを考えてみましょう。時間だからと帰ってしまった場合、だれがその仕事を引き継ぐのですか？5分では治療が終わらないけれど、どうしても帰らなければならない予定があるならば、事前にだれかに相談してお願いするべきです。その代わり自分は5分間で出来る仕事をする。もしあなた以外に出来る人がいないのならば、目の前の仕事を放り出すことは無責任な行為です。困っている人がいるならば、助け合うことが必要です。情けは人の為ならず……です。

3

報告や連絡をする際は、起承転結の内容を自分で整理し、相手にわかりやすい伝え方をしている。

□

4

作業中、多少なりとも「〜かな」と思った不安事項は、必ず確認してから行動している。

□

対スタッフ編

CHECK!!

6

注意されたことに対して言い訳をせず、なぜ注意されたかを理解するようにしている。

□

9

注意やアドバイスに対して、素直に感謝している。

□

10

自分のことだけでなく、周囲のスタッフの状況にも目配りしている。

□

# あなたのマナーありえない度を

1

ミーティングや日々のスタッフ間のやりとりでは、きちんと声を出して返事をしている。

□

2

外出時と戻った時には、必ず報告をしている。

□

5

治療に関する引継ぎ事項は必ずカルテに書きとめている。

□

7

どんなにきつく注意されても、仕事中は泣かない。

□

8

常に不測の事態を考え、事前準備をするよう心がけている。

□



判定はP126へ（P64の結果と合算して判定しましょう）

ドクター
# 古城 祐子
×
マナー講師
# 加藤 敦子

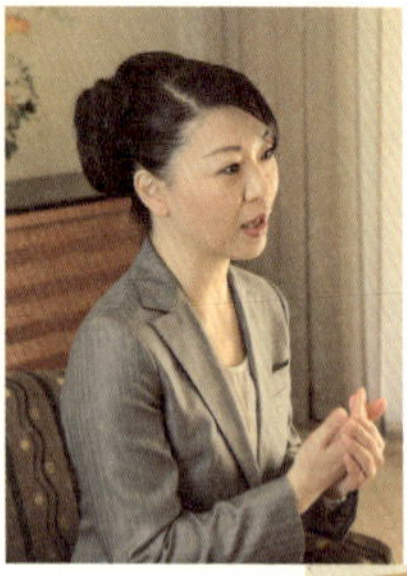
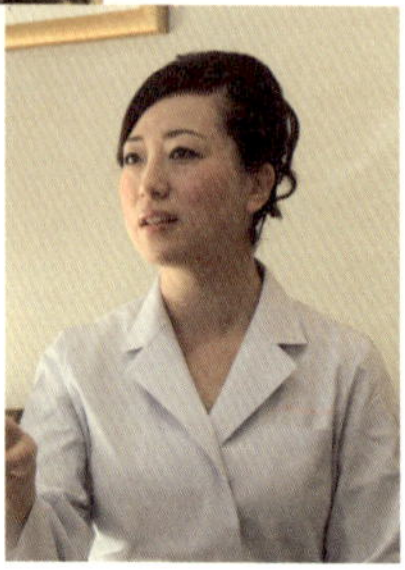

ありえない
# マナーの中に“使えるマナー”のヒントがある!

**今回タッグを組んで、いままでになかった歯科医院の現場で“使えるマナー本”を執筆された古城祐子先生と加藤敦子先生。マナーと経営の関係から第二弾の構想まで。とことん語り合っていただきました。**

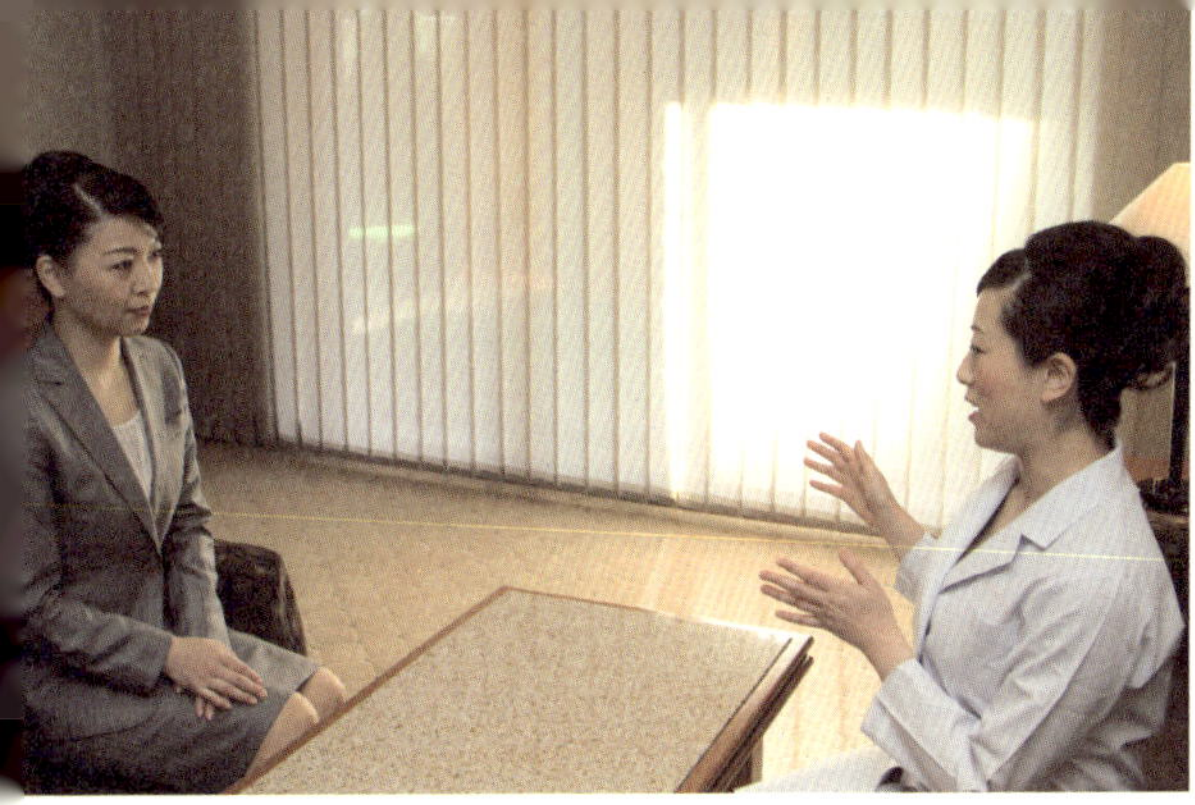

新人教育など共通の悩みも多く、プライベートでもマナー談義に花を咲かせるという古城先生（右）と加藤先生

## 技術的な教育と共に患者様の信頼を得るマナー教育が必要

**古城**　加藤先生と出会ったのは2年ほど前。私がナビゲーターを務めた歯科衛生士向けの教育ソフトの販促がきっかけでしたね。それからプライベートでランチなどするようになって。

**加藤**　私は歯医者さんがちょっと苦手だったので、今までの嫌な経験を古城先生に「ありえます？　こんなこと」なんて聞いていただいたり（笑）。地域性なのか、医院そのものの問題なのかと、ご意見を伺ったこともありました。

**古城**　その頃、私もマナーに興味を持ち始め、セミナーなどに参加していました。歯科界には精度のいい機械も出てきて昔と違う高度なことをやっているように思えますが、患者様とは結局は人と人。信頼してクリニックに来ていただくことが大切だと思って。

**加藤**　患者様が歯医者を選ぶ時代になってきていますものね。

**古城**　患者様にとっていい治療を受けるのは当たり前。それにプラス、先生への信頼やスタッフの対応などが重視されます。今まで自己流でスタッフに教えてきたことを確かめたくてセミナーに参加したのですが、現場では使えないものがあるのも事実でした。

**加藤**　最近マナーのセミナーがとても増えてきていますが、その質はピンからキリまで。さらに現場ですぐに使えるものとなると少ないかもしれませんね。

**古城**　実際は地域性もあり、個々の医院によって違いはありますが、歯科医院としての患者様への気配りや思いは同じです。教育系ソフトを作った時に、行き着く先はマナーだと感じて、今回の本のアイディアを加藤先生にご相談したんですよね。

**加藤**　はい。とてもいい企画だと思いました。

## 歯科業界だからこそ必要なマナーをマンガでわかりやすく

**加藤**　一般的な本は不特定多数の方が読むことを前提としているのでどんな業種、職種の人でも当てはまることだと当たり障りのないことしかいえませんよね。マナー講座も同じです。実際その業界に携わっている人にしかわからない部分というのがたくさんあり、自分の業界の正解は何だろうと悩んでいる人は大勢います。

**古城**　加藤先生に言われてなるほどと思ったのですが、私たち医療人は皆、医療現場は特殊だと思っています。例えば患者様に「ありがとうございました」とは、基本的には言いません。接客業とは違うマナーがあると思います。

**加藤**　そうですね。だいぶ違いますね。相手との関係性も、医療の場合はちょっと違うと思います。

**古城**　これは学校で教わることではなく、現場で学びながら、本人の常識の範囲でやっていかなければならない。でも臨床（現場）では先輩に気を遣い、先生から怒られ、患者様からのクレームを受け……。そういう中でマナーのことまで勉強できるかというと、実際は難しい部分があります。

**加藤**　教育ソフトのお仕事をして、歯科業界って物の名前一つから違う。こんなに覚えなければならないの！と驚きました。

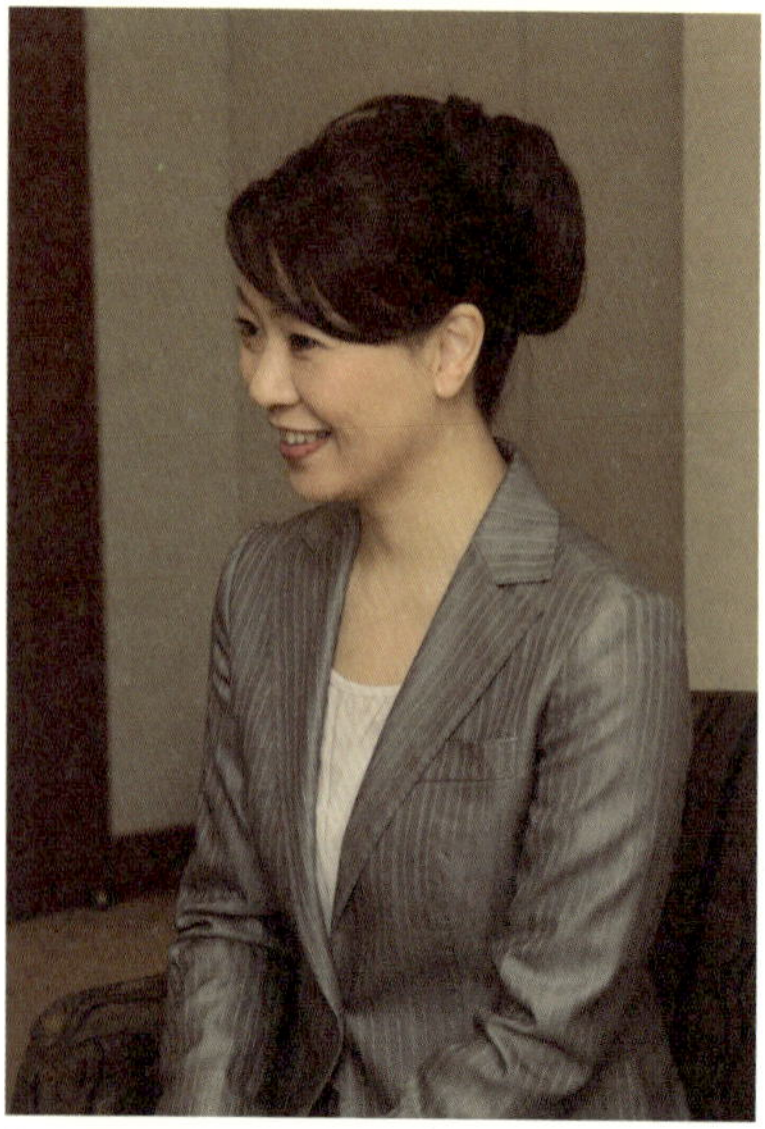

「マナー講習でも、皆さん自分の業界だからこそ、というアドバイスを求めていますね」と加藤先生

でも実際は勤務時間外に自分で勉強しなければなりません。

**古城**　はい。今回のような本ならば、時間があるときに読むことができます。しかも文章ではなくマンガですから百聞は一見にしかず。「あ、私これやったかも」と自分に置き換えることができますよね。以前から本を作るならだれが見てもわかるマンガにしたい、という思いがあったんです。

**加藤**　特に女性は映像だとピンと来ますよね。しかも本ならば見返せます。1つのストーリーが短いから、空いた時間に、辞書のような感覚で読みたい項目を探せるのがすごくいいと思います。

**古城**　歯科業界の現状をテーマにしたマンガ自体もとてもわかりやすくて満足しています。

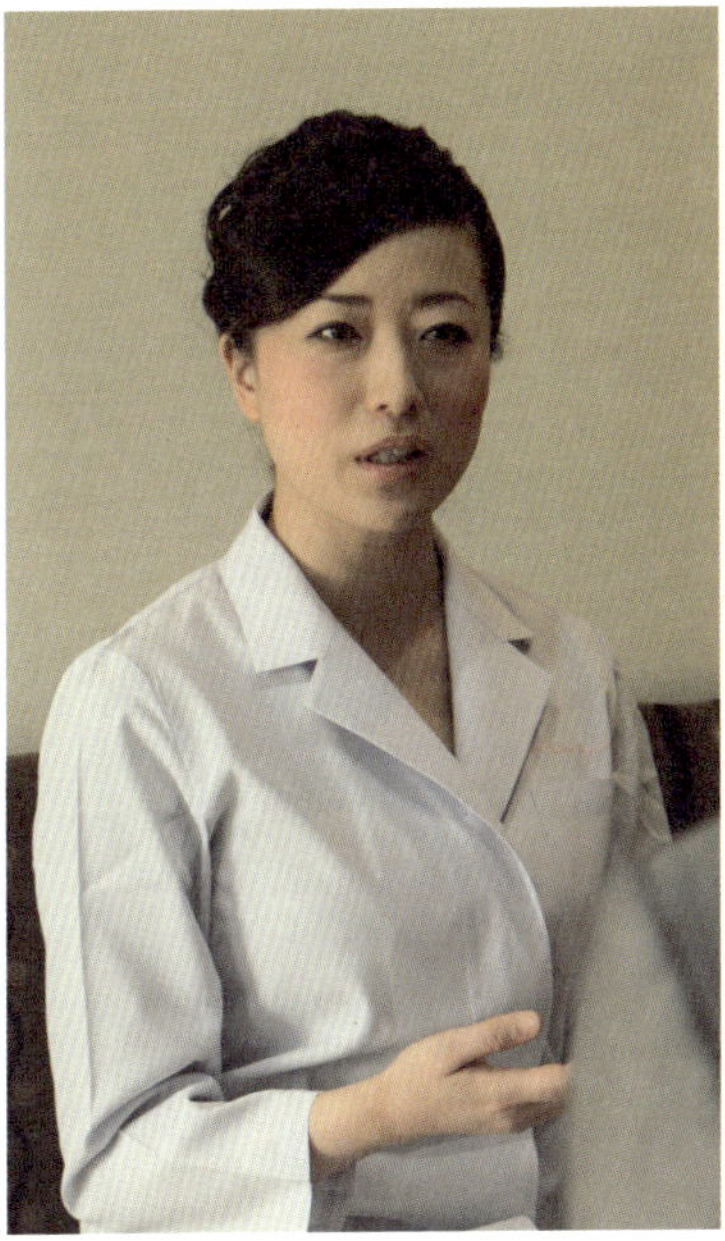
「エピソードをマンガにすることで、どんな世代の人でも見やすく、その世界に入りやすくなりますね」と古城先生

きっと今の若い世代の人たちにもわかってもらえるのでは。

**加藤**　本を手に取ったり、本を薦める人がいるということは、何か問題意識があるということですから、それを解決するヒントになればいいですね。最初はマンガが面白いだけでもいいと思います。

**古城**　きっかけは何でもいいんですよね。

**加藤**　すぐに自分に置き換えられなくても、こういうことがあると知るだけでも潜在意識には入っていきますから。もしかしたらその人のその後の様々な刺激の中で、人生に変化が起こるかもしれないじゃないですか。そう思うとメッセージを発信する役割は大きいと感じています。

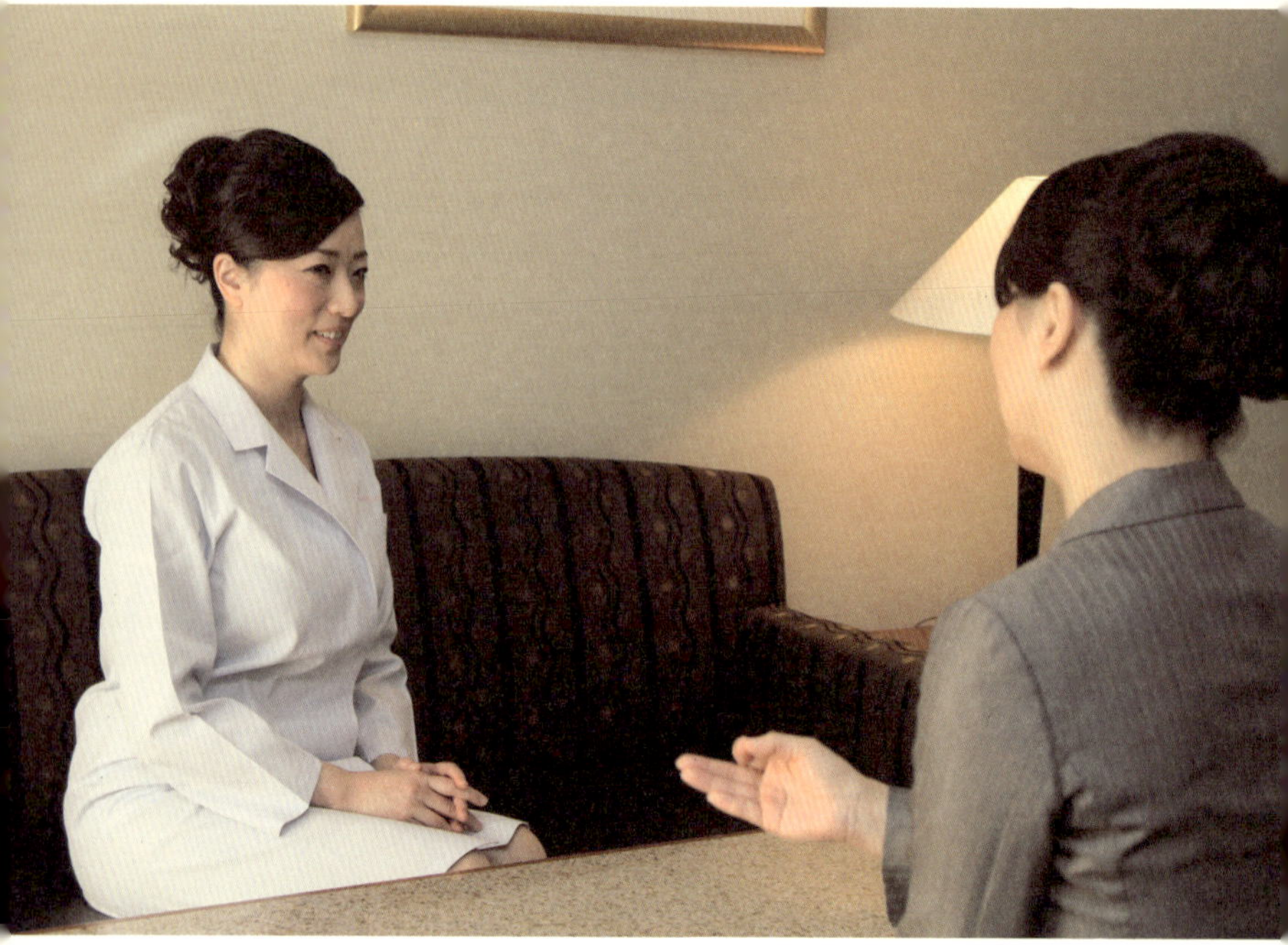

古城先生は2007年から銀座のfd clinic VARNISHの院長を務める

## 経営者目線で医院にとってプラスになる内容をセレクト

**古城**　この本のもう一つの大きな特徴は、スタッフだけの目線ではなく、私自身が院長という立場で、経営者として役に立つと思う部分をピックアップした点です。セミナーを受けてきたスタッフの中には、頭でっかちになってしまい、逆に経営者側として困るケースもありますから。

**加藤**　本質が何かを見失ってしまうんでしょうね。患者様に何かを提供したいという目的で、手段としてマナーを学んだのに、いつの間にかそれが目的になってしまう。結果として患者様から感謝されるとか、患者様が増えるとか、医院の評判がよくなるということではなく、学んだことだけに満足してしまう人が意外に多いんですよね。

**古城**　自分が院長になってわかったことですが、とにかく時間との戦いなんですね。個人経営ならなおさらです。役割負担が大きい中で、マナーのことまで手取り足取り教えていくのは難しい。

**加藤**　治療をしながら、リアルタイムでスタッフに指導をできる時とできない時がありますよね。

**古城**　患者様に不安を与えないことが最優先ですから。

**加藤**　そうするとあとから「あの時」といわれても、スタッフの中では過去なので何のことなのかわからない。教育したくても教育できるチャンスが限られているわけですね。

**古城**　かなり限られています。ですから院長として、スタッフには患者様に対してこうしてほしいと思っていることを、この本には盛り込みました。歯科業界も厳しい時代です。教育をしようにも運営が成り立たないとクリニックが存続していきません。時間がない中では、経営に直結するわけではないスタッフ教育はついつい見過ごしされがちです。でも実は経営の鍵を握る重要なこともあると思っています。

**加藤**　業界に携わる方で危機意識をもっている方は多いですか。

**古城**　経営者は皆考えていると思いますが、それ以外の医者やスタッフは実感がない場合が多いですね。この本ですべてが解決するとは思いませんが、経営者の方々のメッセージを代弁できたらうれしいですね。

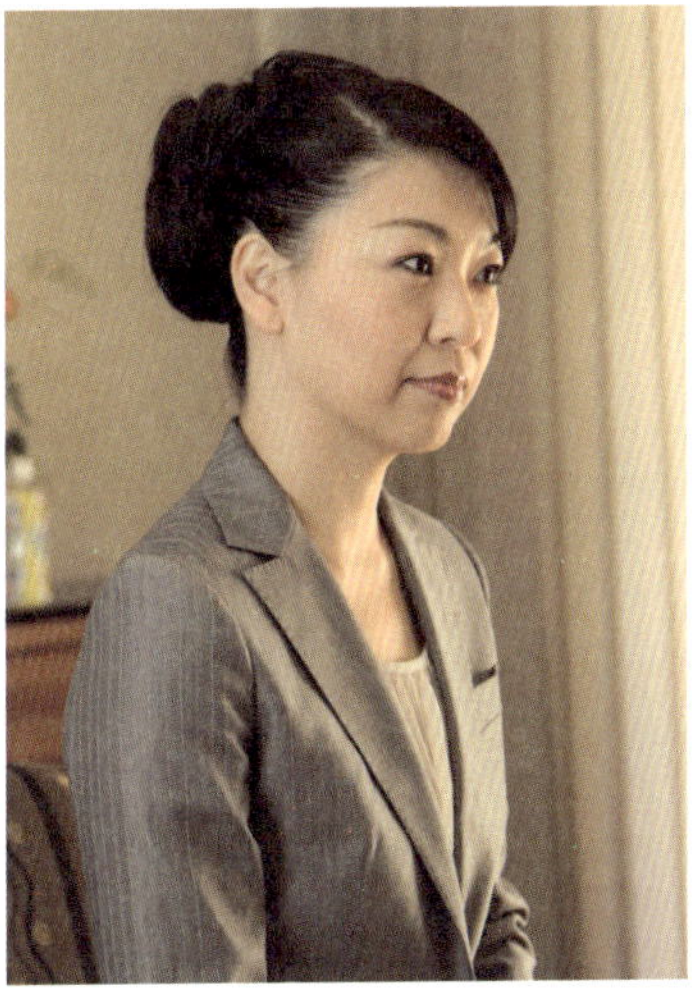

ディ・クールの代表取締役社長である加藤先生は経営者としての立場を加味してアドバイス

## 第二弾は、ベテランのスタッフに向けても発信していきたい

**古城**　この第一弾では特別な、とびきりのことではなく、本当に私の中では当たり前のことを取り上げました。地域どうこうではなくて、絶対に必要だと思うことを。今の若い人たちは応用が利かないとよく言われますが、この本が、応用のきっかけになってくれたらいいと思っています。

**加藤**　歯科医院に特化していますが、一般企業の方でも基本の部分では共通の悩みを抱えている場合も多いと思います。少しアレンジして、他の業界の方にもぜひ使っていただきたいですね。

**古城**　今回は実際に臨床（現場）でこういうことが、どの新人に対しても繰り返されているということを中心に構成してみました。だからこの子だからやっちゃったということではなく、新人に対しては毎年このことで怒っている、この注意をしているという話が多いですね。

**加藤**　新人教育の大切さはどの業界でも同じですから。

**古城**　第一弾では対患者様と対スタッフということで、新人スタッフを中心に取り上げたので、第二弾ではベテラン勢もちょっとドキッとするような内容も盛り込んでみたいと思っています。

**加藤**　個々に持っている悩み、例えば治療に関する話はできても患者様と会話ができないとか、患者様との人間関係の作り方とか、クレームの対応の仕方とか、ベテランになっても難しいことはたくさんありますね。

**古城**　逆にベテランスタッフに限って出来ていないこともあります。中堅どころの人たちは、よ

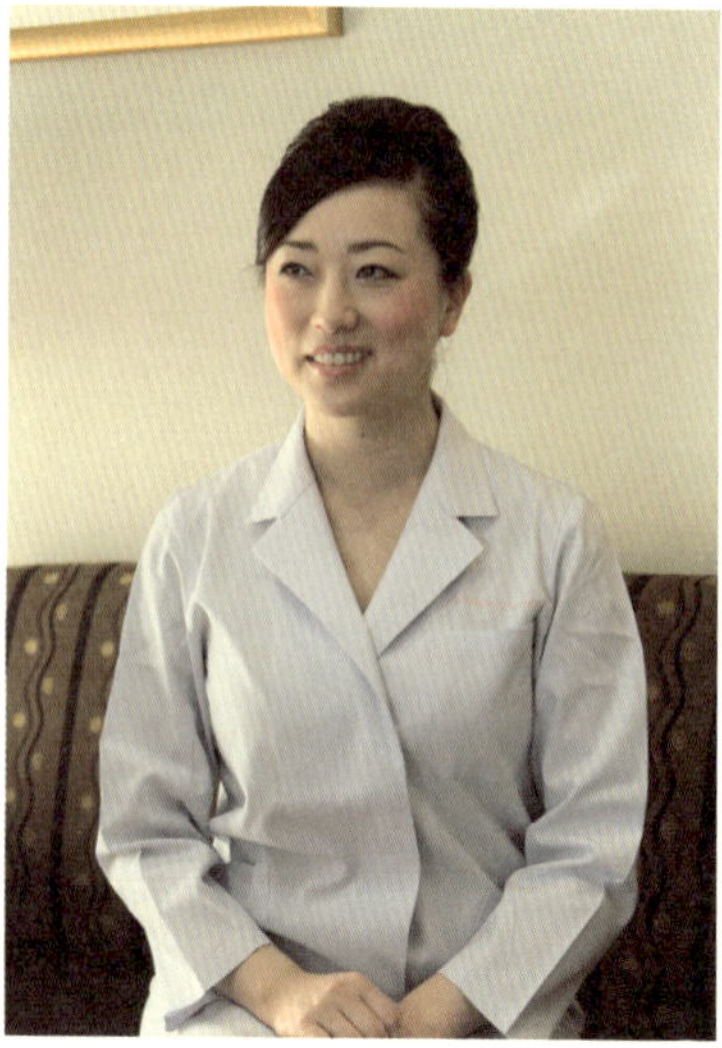
「まだまだご紹介したいエピソードはたくさんあります」と古城先生

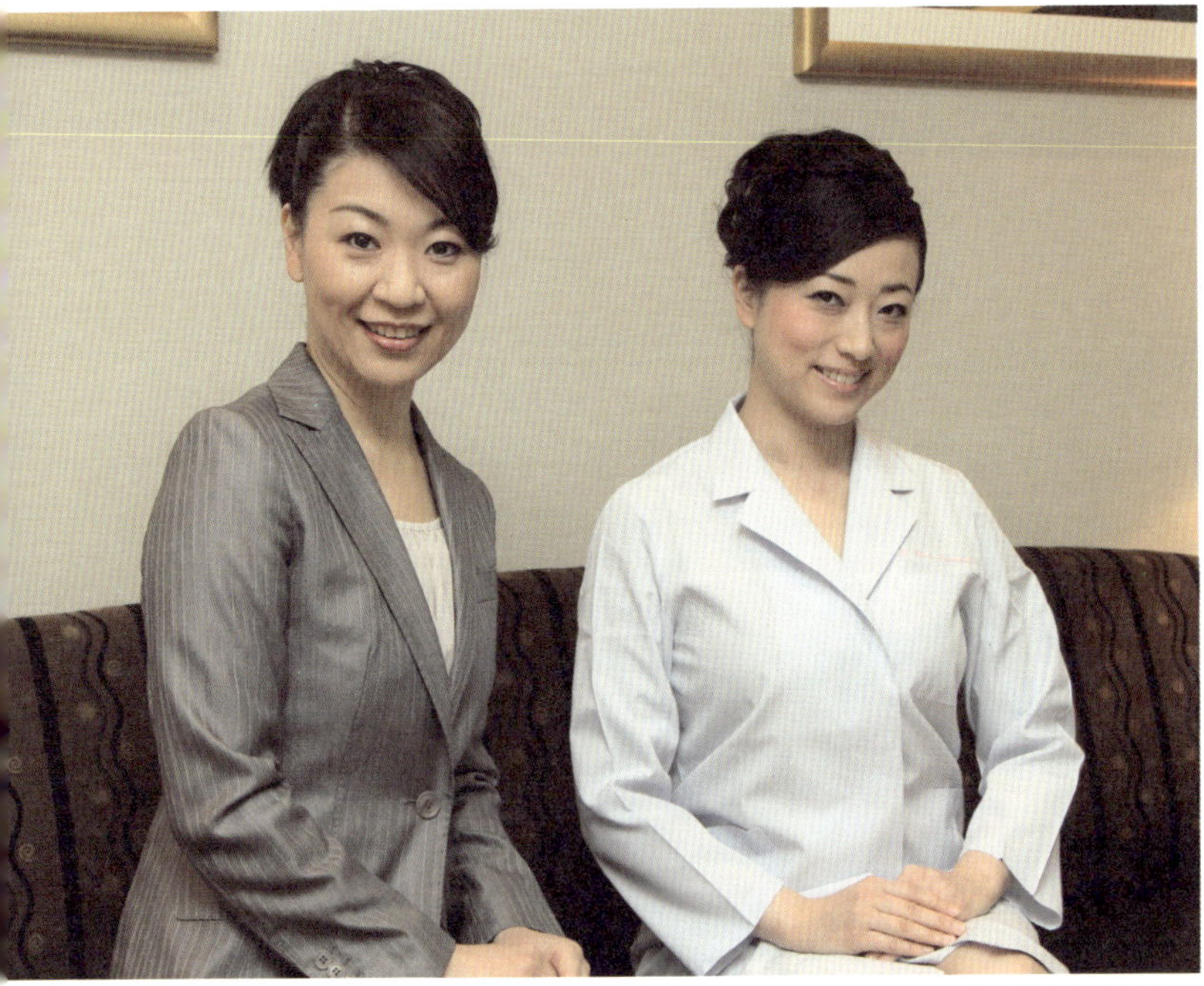

鋭い観察眼から実情に沿った問題提起をし、解決策を提案するおふたりの第二弾をお楽しみに!

ほど自分から学ぼうと思っていなければ、研修にもなかなか参加しませんから。

**加藤**　第二弾も楽しみですね。このシリーズは業界に特化することで具体例を出すことができます。一般的な話ではなくて具体例があるから、自分たちのふだんの仕事に照らし合わせることができるんですよね。一般のマナー本では紹介できないことを取り上げられるという魅力を、これからも生かしていきたいですね。

**古城**　私たちができることは限られていますが、接客やマナーが歯科医院の経営向上につながる部分は確実にあると思っています。そういう意味でも続けていきたいですね。

あなたのマナー

# ありえない度を診断

P64、P116のマナーチェックの結果はいかがでしたか？
あなたのマナー〝ありえない度〟は？

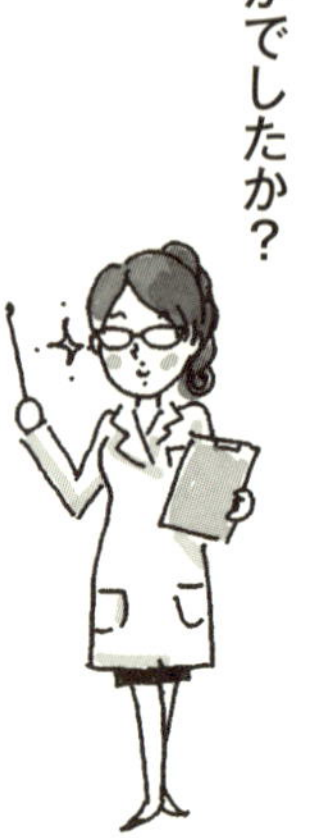

<< 0 ポイント

<< 1〜6 ポイント

<< 7〜13 ポイント

<< 14〜19 ポイント

<< 20 ポイント

**ありえない度**
**0%**

すばらしい。完璧です。あなたはマナーの達人です。周囲からの好感度も高く、仕事の質も高いはずです。しかしマナーにゴールはありません。初心を忘れずさらに上を目指してください。

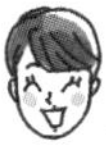

**年に一度この本を読んで初心を振り返りつつ、読むべき人たちにこの本をすすめましょう**

---

**ありえない度**
**20%**

好感度が高く仕事もできるマナーの上級者です。しかし最後の詰めが甘かったり、あと一歩の心遣いが足りない場合も。常に謙虚な姿勢で完璧を目指しましょう。

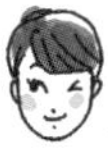

**1カ月に1回この本を読み、さらに上を目指すための質の高い行動を考えましょう**

---

**ありえない度**
**50%**

まずはできることとできないことの確認をしましょう。できることは質を高め、できないことは１つでもできるよう努力することで、ステップアップできます。

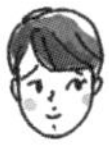

**1週間に1回この本を読み、自分の成長をチェックしましょう**

---

**ありえない度**
**80%**

日々の仕事をもう一度見直しましょう。少しずつでも自分ができることを見つけ、焦らず確実に前進を。

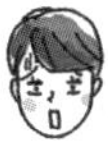

**2日に1回この本を読み、自分の行動を振り返ってみましょう**

---

**ありえない度**
**100%**

残念ながら医療人には向いていないかもしれませんが、仕事をやりたいという気持ちさえあれば、大変身することも可能です。

**1日1回、365回、ぼろぼろになるまでこの本を熟読しましょう**

## 著者紹介

### 古城 祐子 こじょう・ゆうこ

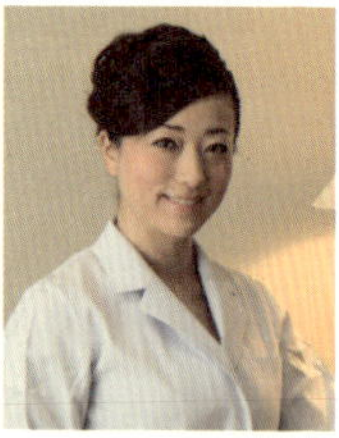

徳島県出身。1997年明海大学歯学部歯学科卒業後、都内の歯科医院勤務経験を経て1998年銀座にある医療法人社団あすなろ会「藤見歯科医院」に入局。2007年銀座「fd clinicVARNISH」院長となる。銀座で13年の経験を元に真心のこもった独自の接客と、豊富な人脈により圧倒的な支持を受けている。日本歯科審美学会、日本糖尿病予防協会認定歯科医師。『女医が教える女のからだ』(日本文芸社)監修。『女性に優しい歯医者さん厳選50』(GEIBUNSHA)掲載。夕刊フジリレーコラム「やすらぎの処方箋」に参加。『週刊文春』、『BRUTUS(ブルータス)』、『GOETHE(ゲーテ)』など雑誌掲載多数。フジテレビ系列『笑っていいとも！生態リサーチ　ココホレBANG!BANG！』、フジテレビ系列『恐怖の食卓』第1回～第5回、日本テレビ放送網『志村けんと100人の女』、『芸能人が通う診察室』ほかテレビ出演多数。

**fd clinic VARNISH　　http://ginza-varnish.com/**

### 加藤 敦子 (株式会社ディ・クール代表取締役)

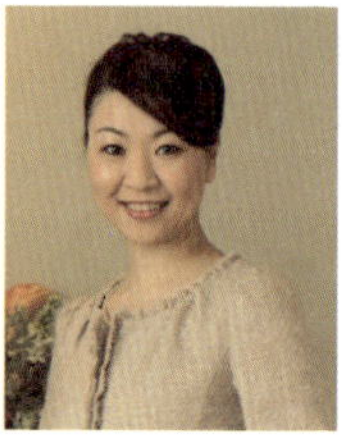

愛知県出身。1991年より地元名古屋にてテレビ・ラジオ番組に出演するなどのタレント活動を行いながら、式典・パーティー・イベント・披露宴の司会(2000本以上経験)を行う。司会者のマネジメントでは常時約100名のスケジュール管理から営業、クレーム対応、部下育成、年間1500組ほどの披露宴司会者のブッキングを行う。その後、意識改革専門の教育会社に転職。年間250～300本の企業研修に携わる。2007年に独立し、株式会社ディ・クールを設立。現在は、企業の教育コンサルティングや講師として活躍。意識改革・接遇・ビジネスコミュニケーションマナー・メンタルヘルス・モチベーション・階層別研修など、多岐にわたる研修を行う。愛のある厳しさで多くの気づきを得ることが出来ると人気で、毎年の研修依頼はリピート率90%を超える。

**株式会社ディ・クール　　http://www.di-coeur.com**


銀座のカリスマ院長&
リピート率90%超講師が教える
ありえないマナー 歯科医院編

2012年4月30日発行

◎著者
古城 祐子・加藤 敦子
◎マンガ
荒井 晴美
◎表紙カバー・本文デザイン
梨本 優子
◎撮影(人物)
日下部 健
◎編集
髙橋 真理子
◎エグゼクティブプロデューサー
野本 壮見

◎発行
株式会社ニール
新潟市西区新中浜6-3-11　Tel.025-261-7280

◎印刷
島津印刷株式会社





ISBN978-4-9904968-3-8
定価はカバーに表示してあります。
乱丁・落丁本はお取り替えいたします。

http://cushu.jp